El guayabo en la medicina veterinaria

Experiencia en el control de la salmonelosis en cuyes

Carlos Alberto Pineda Castillo

CADUCEUS

EL GUAYABO EN LA MEDICINA VETERINARIA
Experiencia en el control de la salmonelosis en cuyes

Editado por: Corporación Ígneo, S.A.C.
para su sello editorial Caduceus
José Olaya 169, Ofic. 504, Miraflores. Lima, Perú
Primera edición, septiembre, 2026

ISBN: 978-612-5170-45-3
Tiraje: 50 ejemplares

Hecho el Depósito Legal en la Biblioteca Nacional del Perú N° 2026-09996
Se terminó de imprimir en septiembre de 2026 en:
ENOTRIA S.A.
Av. Nicolás Ayllón 2890. Ate, Lima – Perú

www.grupoigneo.com
Correo electrónico: contacto@grupoigneo.com | Teléfono: +51 955 071 270
Facebook: Grupo Ígneo | X: @editorialigneo | Instagram: @grupoigneo

Contenido

Introducción

La salmonelosis es una enfermedad infecciosa de las vías entéricas que provoca un cuadro diarreico profuso, con la consiguiente deshidratación y muerte de los animales que la padecen, especialmente cuando estos son jóvenes y su capacidad inmunológica se encuentra vulnerable. Esta enfermedad es una de las principales causas de pérdida económica en toda explotación pecuaria, y la de los cobayos (cuyes) no es la excepción. Una vez que el agente de la salmonelosis (*Salmonella typhimurium*) se instala en la granja, su perjuicio va en aumento, eliminando gradualmente a todos los miembros del plantel.

La explotación de cuyes es una actividad económica tradicional, muy difundida en la sierra del Perú, la cual es conducida, mayormente, de manera artesanal, bajo un sistema de crianza no tecnificado que prevalece a pesar de la situación de pobreza y extrema pobreza en que viven muchas familias del ande peruano.

Los animales adultos, o los que han logrado sobrevivir a la salmonelosis, se convierten automáticamente en portadores y diseminadores de la *Salmonella typhimurium*, dentro y fuera de la instalación, constituyendo un riesgo para la salud pública.

La medicina tradicional ha cobrado vigencia y resulta oportuna en medio de una ganadería incipiente, opacada por la inoperancia del Gobierno Regional, que no invierte en tecnología, capacitación y aseguramiento de la producción. En este sentido, el guayabo (*Psidium guajava* L.) es un digno representante de una cultura que se trata de revalorar científicamente y motivo de la presente investigación, que tiene como objetivo demostrar, tanto *in vitro* como *in vivo*, la actividad antimicrobiana del extracto de hojas de guayabo contra *Salmonella typhimurium* en cuyes, para lo cual se determinará la concentración capaz de inhibir el crecimiento de dicha bacteria, restablecer la salud de los animales con salmonelosis y recuperar este bien capital, base de la economía de muchas familias de la sierra del Perú.

Siendo la salmonelosis una de las principales causas de las pérdidas económicas en la producción de cuyes, y considerando que la gran mayoría de esta se encuentra a nivel incipiente, incapaz de competir con los grandes productores, se hace necesario conseguir métodos alternativos que controlen dicha enfermedad; de tal forma que, permitan abaratar los costes de producción, aprovechando los recursos naturales de la región. En este sentido, el presente estudio se propuso determinar la concentración mínima inhibitoria (CMI) del extracto de hojas de guayabo y determinar la dosis efectiva (DE), capaz de controlar la salmonelosis en cuyes, con las cuales debiéramos aceptar la hipótesis que otorga propiedades antimicrobianas a las hojas de guayabo en el control de la salmonelosis.

Capítulo I
El guayabo

Los historiadores se contradicen en sus escritos respecto al probable origen de la planta; sin embargo, la ubican en el área comprendida entre México y Perú (1).

En tumbas precolombinas de la cultura Chilca, Perú (5700–3000 a. C.), se encontraron semillas de guayaba conjuntamente con las de otras plantas cultivadas (2).

El guayabo se ha extendido ampliamente en todas las áreas tropicales y subtropicales del mundo porque prospera en variedad de suelos, se propaga fácilmente y da frutos relativamente rápido (3). El tiempo que transcurre desde la emergencia de la flor hasta la maduración del fruto es de 5 a 6 meses, lo cual depende del clima y del material genético (4).

Clasificación

La clasificación que se señala a continuación pertenece al *Integrated Taxonomic Information System* (5) y la *Gerplasm Resources Information Network* (6).

Nivel taxonómico	Descripción
Reino	Vegetal
Subreino	Tracheobionta
División	Magnoliophyta
Clase	Magnoliopsida
Subclase	Rosidae
Orden	Myrtales
Familia	Myrtaceae
Género	*Psidium*
Especie	*Psidium guajava* L.

Nombre común: guava, lemon guava (inglés); koejawel (africano); goyavier (francés); guave, guavenbaum, guayave (alemán); banjiro (japonés); goiaba, goiabeiro (portugués); guayaba, guayabo (español).

Descripción botánica

El guayabo es, generalmente, un árbol bajo o un arbusto arborescente de 3 a 10 metros de altura que, bajo ciertos cuidados y condiciones climáticas, puede alcanzar hasta 10 metros (7, 8, 3). Tiene un tallo corto y torcido. Ramifica libremente cerca del suelo y puede llegar a ser muy denso (4, 8).

En la corteza de sus troncos y de sus ramas existen felógenos de diversos colores que forman capas de corcho que se desprende en escamas o pedazos pequeños. Las ramas jóvenes portan, al inicio, alas angostas a los cuatro lados, que luego se convierten en tetrágonas de color café negruzco; las ramas viejas y pequeñas son de color café rojizo claro, opacas y lisas, con lenticelas diseminadas (9, 7).

Las hojas del guayabo son de color verde claro u oscuro; ovales, oblongas u oblongo-elípticas; entrecruzadas o dísticas hacia el ápice de las ramas. Miden de 3 a 6 cm de ancho y de 5 a 16 cm de largo; presentan la cara superior lisa y más oscura, y la inferior pubescente y con nervaduras prominentes (7, 8).

Las flores son hermafroditas y pediculadas, con un diámetro aproximado de 3,8 cm. Nacen solitarias o en grupos de dos a tres, en las axilas de las hojas que se encuentran en los crecimientos del año o de la estación en curso; rara vez son terminales. Poseen de cuatro a cinco pétalos aovados, de color blanco, con una longitud de 1,5 a 2 cm (7).

El fruto es una baya esférica, globosa, elipsoidal o piriforme; es averrugado o liso, densamente punteado, brillante, con 4 a 12 cm de largo y 4 a 7 cm de ancho; su peso va de 30 a 225 g (10, 7, 8).

El epicarpio presenta un color amarillo verdoso y amarillo en su plena madurez; en el mesocarpio se hallan células duras, esclerósicas, solas o en grupos que le dan la consistencia arenosa característica; en el endocarpio se encuentra una masa de material pulposo donde se hallan depositadas las semillas (10, 9, 7, 8).

Las semillas son abundantes, pétreas, triangulares, reniformes, comprimidas, de color blanco, amarillo claro o café amarillento, de 3 a 5 mm de longitud (7, 8).

Importancia nutricional

Cambios físicos y químicos ocurren durante el desarrollo y maduración del fruto del guayabo. El peso máximo y el incremento de glucosa ocurren entre la 10.ª y 12.ª semana; la reducción de la dureza y los cambios en el contenido de pectina y ácido ascórbico ocurren, mayormente, entre la 12.ª y 14.ª semana; y los niveles de fructosa son los más altos entre los tres azúcares identificados (fructosa, glucosa y sacarosa) durante la maduración (11).

La acumulación de azúcares está asociada con el desarrollo de una óptima calidad comestible y estos pueden ser incorporados al fruto desde la corriente de fotosintetizados, más que por la degradación de las reservas de almidón del fruto (12).

Generalmente, los ácidos disminuyen durante la maduración, ya que son sustratos respiratorios o son convertidos en azúcares. De tal forma, estos pueden ser considerados una fuente de energía y se esperaría que disminuyeran durante la actividad metabólica que se desarrolla en la maduración (12).

Respecto a sus constituyentes volátiles, son β-cariofileno y aromadendreno los que se encuentran en mayor proporción, aunque pudiera haber diferencias cuantitativas dependiendo del lugar de origen (13).

Se ha podido demostrar cómo algunos principios agroclimáticos resultan básicos en la producción de plantas medicinales y que el rendimiento de los cultivos está influenciado por el manejo del cultivo (incluye tanto su rango de adaptación, las técnicas y métodos culturales y los sistemas de producción agrícola) y del medio, fundamentalmente el clima donde este se va a desarrollar (14). En este contexto, es de esperar que se presenten diferentes concentraciones de componentes químicos en el fruto (Cuadro 1).

La dieta es el mayor suplidor de nutrientes que contienen propiedades antioxidantes, como la vitamina E, vitamina A, carotenoides, ácido ascórbico, flavonoides, etc., o elementos para la síntesis de enzimas antioxidantes (15). En este sentido, los frutos del guayabo se perfilan como uno de los de mayor capacidad antioxidante por el contenido total de fenoles, proantocianidinas, flavonoides y vitamina C; siendo los dos primeros quienes mostraron una fuerte correlación con tal actividad (16).

Cuadro 1. Componentes químicos por 100 g de porción comestible de guayaba

Composición	Miami, Florida (127)	México (1)	Nigeria (128)	Malasia (49)
Calorías	36-50	30	NR	NR
Humedad	76-86 g	77 g	82 g	NR
Fibra cruda	2,8-5,5 g	8,15 g	1,37 g	6,76 g
Proteínas	0,9-1,0 g	0,95 g	1,37 g	NR
Grasas	0,1-0,5 g	0,45 g	0,57 g	NR
Cenizas	0,43-0,7 g	0,95 g	0,73 g	NR
Carbohidratos	9,5-10 g	8,85 g	14,23 g	NR
Calcio	9,1-17 mg	NR	NR	NR
Fósforo	17,8-30 mg	NR	NR	NR
Hierro	0,30-0,70 mg	NR	NR	NR
Caroteno	200-400 UI	200 UI	NR	59,5 µg
Retinol	NR	NR	NR	9,9 µg
Tiamina	0,046 mg	NR	NR	0,1 mg
Riboflavina	0,03-0,04 mg	NR	NR	0,05 mg
Niacina	0,6-1,068 mg	NR	NR	1,08 mg
Vitamina B3	40 UI	40 UI	NR	NR
Vitamina G4	35 UI	35 UI	NR	NR
Vitamina C	NR	300 UI	260 UI	151,4 mg
Taninos	NR	0,95 g	NR	NR

NR = No reportado.

Por otra parte, la composición nutritiva de las hojas varía de acuerdo con su grado de madurez, edad del árbol, variedad y disponibilidad de nutrientes del suelo. El contenido de nutrientes en las hojas mostró una marcada correlación con la producción de frutos (Cuadro 2).

Cuadro 2. Análisis foliar de dos nuevas variedades de guayaba creadas en la Universidad Nacional de Sao Paulo (17)

Composición	Variedad	
	Rica	Paluma
Nitrógeno	22-26 g/K	20-23 g/K
Fósforo	1,5-1,9 g/K	1,4-1,8 g/K
Potasio	17-20 g/K	14-17 g/K
Calcio	11-15 g/K	7-11 g/K
Magnesio	2,5-3,5 g/K	3,4-4,0 g/K
Azufre	3,0-3,5 g/K	2,5-3,5 g/K
Boro	20-25 mg/K	20-25 mg/K
Cobre	10-40 mg/K	20-40 mg/K
Hierro	50-150 mg/K	60-90 mg/K
Manganeso	180-250 mg/K	40-80 mg/K
Zinc	25-35 mg/K	25-35 mg/K

En el complejo ambiental donde crecen las plantas, esencialmente el clima ejerce gran influencia en lo que respecta a los principios activos. La luz, temperatura y precipitaciones, fundamentalmente, tienen un efecto marcado sobre su presencia en las plantas; también la velocidad del viento, factor poco estudiado experimentalmente, es determinante en muchos casos. Se conoce que por su acción se incrementa la evaporación de aceites esenciales y que, sin embargo, en el caso de los alcaloides tropánicos, el aumento de la transpiración en las plantas hace que sea mayor el contenido de líquido que asciende por las raíces, por lo que es muy probable, aunque no se ha comprobado, que por esta vía se incremente el contenido en las hojas de estos alcaloides (para aquellas especies que los producen) (14).

Psidium guajava tiene mayor proporción de hidrocarburos sesquiterpénicos (18). El análisis de las esencias por hidrodestilación de material vegetal seco, recolectado en cinco zonas distintas de la Provincia de Corrientes, Argentina, demostró que el β-cariofileno aparece en forma constante en todas las esencias analizadas, a diferencia del α-humuleno, que muestra variaciones cuantitativas (19). Por el contrario, en Nigeria, los principales componentes hallados en *P. guajava* fueron limoneno y β-cariofileno (20), y en Brasil, los aceites esenciales predominantes fueron α-pineno, 1,8-cineol y β-bisaboleno (21).

Entre otros constituyentes aislados de las hojas de guayabo están los triterpenoides y los flavonoides. De los primeros, fueron aislados en Pakistán el ácido guavanoico y el ácido guavacoumarico (22); y de los segundos, fueron identificados en Japón la morina, morina-3-o-lixosido, morina-3-o-arabinosido, quercetina y quercetina-3-o-arabinosido (23), mientras que en México fueron aislados la miricetina, quercetina, luteolina, kaempferol y apigenina (24).

De igual manera, el análisis cromatográfico de las grasas de las semillas de guayaba reveló 9,4 % de lípidos neutros, principalmente triglicéridos; de esta cantidad, 79,1 % corresponden al ácido linoleico, 7,8 % al ácido oleico y 3,4 % al ácido esteárico. Cabe señalar que no hubo diferencia composicional en diferentes estados de desarrollo de las semillas (12).

Perfil toxicológico

El estudio de toxicidad del extracto etanólico de hojas de guayaba sobre *Aspergillus nidulans* UH-223 no resultó tóxico hasta la concentración de 0,856 mg/mL, pues el índice de toxicidad siempre estuvo en el rango de NO TÓXICO (menor al 15 %), según el criterio de Kappas. Asimismo, a dicha concentración no se hallaron cambios en el índice de segregación mitótica (ISMI), ya que este siempre se mantuvo dentro del rango menor (3 %) (25). De modo similar, se llevó a cabo un estudio con extracto acuoso y hexánico de hojas de guayabo. El ensayo de genotoxicidad *in vitro* con *Aspergillus nidulans* D-30, e *in vivo* por inducción de micronúcleos en médula ósea de ratón, fueron negativos para el extracto acuoso en las concentraciones estudiadas (0,0012–1,273 mg/mL). En cambio, el extracto hexánico, si bien es cierto fue seguro en el ensayo *in vivo*, no lo fue para el ensayo *in vitro* a una concentración de 0,53 mg/mL (26).

Perfil antimutagénico

El extracto acuoso de hojas de guayabo fue efectivo para inactivar mutágenos de acción directa, en cepas de *Salmonella typhimurium*; ello sugiere que, junto al ácido ascórbico y ácido cítrico, habría otros factores antimutagénicos en el extracto que debieran identificarse (27). En relación con ello, se aisló (+)-gallocatequina, un componente bioantimutagénico obtenido del extracto etanólico de hojas de guayabo, el cual redujo la actividad mutagénica relativa contra mutación inducida por rayos UV en *Escherichia coli* (28).

La infusión de hojas de guayabo no demostró alteraciones cromosómicas, ni en la división celular de linfocitos humanos y médula ósea de ratas; sin embargo, se observó inhibición de la división celular en la cebolla, pero de carácter citostático (29).

Importancia clínica

En Mozambique, las hojas del guayabo ofrecen un gran recurso para tratar problemas respiratorios, resfriados, tos y pecho oprimido, en preparaciones para beber o inhalar, ya sean solas o acompañadas de otras hojas (*Persea americana*, *Anacardium occidentale*). Para resolver problemas inflamatorios externos, las hojas son aplicadas calientes y, para corregir dolores de barriga y diarrea, se emplea la decocción de las hojas y la raíz, o simplemente se mastican las hojas (30).

El guayabo goza de gran popularidad en la medicina tradicional en América, donde el empleo es más amplio e involucra a toda la planta, aunque las partes más utilizadas son las hojas y el fruto (30).

Un estudio etnobotánico realizado en Guatemala señala que la guayaba está indicada solo para controlar la diarrea e indigestión (31).

La medicina popular mexicana recomienda, en la actualidad, el uso de la decocción de hojas de guayabo por vía oral, tres veces al día, como un remedio efectivo para tratar la diarrea aguda, cólico, flatulencia y dolor gástrico (32).

En Brasil, la guayaba es considerada un astringente y diurético, y es usada para las mismas condiciones que en Perú. La decocción es recomendada, en gárgaras, para aliviar el dolor de garganta, laringitis e hinchazón de la boca, o usada externamente para úlceras de la piel y descargas e irritación vaginal (3).

La farmacéutica etnobotánica del Perú refiere que el cocimiento de 30 g/L de corteza o fruto verde de guayaba se usa como astringente-antidiarreico; por el contrario, la infusión de 15 g/L de las hojas sirve como hemostático-enpéptico. En ambos casos, la administración es oral a razón de un vaso, tres a cuatro veces al día (8).

En el sistema de medicina tradicional peruano, la guayaba es empleada actualmente contra la diarrea, gastroenteritis, gusanos intestinales, desórdenes gástricos, vómito, tos, descargas vaginales, hemorragias, dolor menstrual y edema (3).

Del África se sucedieron una serie de investigaciones que han tenido por finalidad revalorar la medicina popular de sus tribus, dando inicio a trabajos de revisión, como los llevados a cabo en Senegal, en los cuales los datos etnobotánicos y farmacológicos de 43 plantas medicinales citan la actividad antidiarreica de la guayaba a finales de los años cincuenta (33). Del mismo modo, un estudio efectuado en Ruanda demostró que, dentro de las 20 plantas medicinales usadas para tratar enfermedades diarreicas, la única perteneciente a la familia Myrtaceae fue la guayaba, con una efectividad del 60 % (34).

Respecto a América Latina, la etnobotánica medicinal maya consideró, entre 106 remedios, al machacado de la corteza del guayabo para corregir la diarrea y la indigestión (31). También en Guatemala, los bioensayos de 32 plantas ubicaron a la guayaba entre las seis mejores por su actividad espasmolítica (35).

En México, un inventario de la etnobotánica medicinal zapoteca reportó 176 plantas para el tratamiento de desórdenes gastrointestinales y afecciones hepáticas, de las cuales la guayaba ocupa el primer lugar por el número de respuestas positivas en torno a las condiciones señaladas (36). Por otro lado, la población de Zapotitlán también considera el uso de hojas y fruto del guayabo en el tratamiento de las diarreas (37).

Las anormalidades en el transporte intestinal de agua y electrolitos juegan un rol importante en la génesis y mantenimiento de la diarrea, a pesar de que los desórdenes en la motilidad intestinal se constituyen en parte básica de su fisiopatología. En consecuencia, la terapéutica más provechosa deberá ser la que conduzca a normalizar el transporte de agua y electrolitos al otro lado de las células de la mucosa (38). Bajo este principio, se hicieron muchos ensayos con el guayabo, principalmente en aquellos lugares donde se cultiva la planta. Así, por ejemplo, en Malasia se ensayaron diversos extractos de las hojas del guayabo, llegándose a la conclusión de que el extracto acuoso de hojas secas presentaba 1,6 veces mayor actividad antisecretoria que el de las hojas frescas y, por consiguiente, mayor actividad antipropulsiva del contenido intestinal (39).

La actividad antidiarreica del extracto etanólico de hojas de guayabo fue comprobada en Ruanda, con un modelo experimental de diarrea en ratones, inducidos con aceite de ricino (34). Esta misma experiencia fue llevada a cabo en Nigeria, con extracto metanólico, demostrándose una pronunciada actividad antidiarreica comparada con el control (40).

En Zulu, Sudáfrica, se demostró que el extracto acuoso de hojas de guayabo redujo tanto la frecuencia de defecación como la propulsión del contenido intestinal; además, fue capaz de inhibir la actividad secretora de la prostaglandina PGE2 (41).

En Cuba, los trabajos orientados a validar el uso del guayabo condujeron a estimar la dosis capaz de reducir el tránsito intestinal en un modelo farmacológico preclínico en ratones, siendo la dosis calculada 430,05 mg/K. Considerando que se experimentó con el extracto crudo, es probable que dicha actividad sea potenciada empleando los principios activos de la planta (42). Otro estudio preclínico con una suspensión oral, entre cuyos componentes se hallaba polvo de hojas de guayabo, fue administrada a ratas, en dosis de 3, 6 y 9 mg/K de peso, las cuales disminuyeron el cuadro diarreico, no hallándose diferencias estadísticamente significativas entre las dosis (43).

Un estudio llevado a cabo en Brasil demostró que la infusión de hojas de guayabo incrementó la absorción de agua en el colon, mas no en las otras porciones proximales del intestino, en un modelo experimental en ratas; asimismo, se demostró la reducción de la propulsión gastrointestinal (44).

Un estudio realizado en 50 pacientes con enfermedad diarreica aguda del Instituto Mexicano de Seguridad Social, a quienes se les sometió a un tratamiento a base de concentrado de flavonoides estandarizado provenientes de las hojas de guayabo, redujo el dolor abdominal, aunque no se apreciaron cambios significativos con respecto a la frecuencia y consistencia de las heces (32).

La actividad antidiarreica del guayabo no solo se encuentra en las hojas; otras partes de la planta también ofrecen similares propiedades farmacológicas. Así, el extracto etanólico de frutos de guayabo redujo la frecuencia de defecación (78 %) a 600 mg Kg-1, comparado con la loperamida (100 %) (45). En otro estudio, los extractos metanólico y acuoso de corteza de guayabo, a dosis de 100 mg Kg-1, tuvieron mayor actividad antidiarreica que las drogas estándar loperamida y atropina (46).

Actividad antioxidante

Los radicales libres son generados continuamente en el organismo debido al metabolismo y enfermedades; para protegerse de ellos, el organismo cuenta con defensas endógenas (catalasa, superóxido dismutasa, glutatión oxidasa/reductasa) y exógenas (vitaminas C y E, beta caroteno, ácido úrico), pero estos sistemas de defensa no son suficientes en situaciones críticas (estrés oxidativo, contaminación, exposición UV, etc.), donde la producción de radicales libres incrementa significativamente (47).

La fibra y los microconstituyentes antioxidantes de los alimentos vegetales juegan un rol importante en la prevención de enfermedades crónicas y degenerativas. Ello condujo a los investigadores de la Universidad Central de Venezuela a demostrar el valor nutritivo de la guayaba. La cantidad de fibra total de la cáscara y la pulpa de la guayaba mostró un rango de 48,00–49,00 g/100 g de materia seca, con el cual cumple el primer requisito para ser considerada como una fibra antioxidante. Además, se demostró que la cáscara tuvo mayor cantidad de fenoles y polifenoles solubles extraíbles que la pulpa de guayaba; esto les proporciona una gran actividad neutralizadora de radicales y, por consiguiente, el segundo requisito para una fibra antioxidante (48).

Un estudio fue llevado a cabo en Malasia, con el propósito de evaluar los efectos del consumo de guayaba sobre los niveles de antioxidantes y lípidos en jóvenes varones normales. El consumo diario de 400 g de guayaba durante cuatro semanas significó el aumento de HDL-colesterol, el cual está asociado con la reducción de riesgos de ataque al corazón y enfermedades cardiovasculares; asimismo, incrementó significativamente el nivel total de antioxidantes, el cual está asociado con la disminución del riesgo de enfermedades mediadas por radicales libres, tales como el cáncer (49).

Las hojas de guayabo contienen cantidades significativas de fenoles naturales que actúan como antioxidantes. Comparando dos extractos de hojas de guayabo, se pudo demostrar que el extracto etanólico tuvo mayor actividad antioxidante que el extracto acuoso, debido a la mayor cantidad de componentes fenólicos que le permite mayor habilidad para neutralizar radicales (50). A propósito de ello, la determinación de componentes fenólicos del extracto de hojas de guayabo indicó que el ácido ferúlico es el responsable de la actividad antioxidante (51).

Otras actividades farmacológicas

El extracto de las hojas de guayabo tuvo acción (dependiente de la concentración) sobre las aurículas del cuy, interfiriendo con los mecanismos de contracción, por depresión de la fuerza miocárdica. Este resultado sugiere que las sustancias activas actúan como un agonista colinérgico, o que este liberaría acetilcolina de las terminaciones parasimpáticas del miocardio (52).

La actividad antitusígena de las hojas de guayabo fue evaluada en ratas y cuyes. El resultado demostró que el extracto acuoso de las hojas, a dosis de 2 y 5 g/K vía oral, redujo la frecuencia de tos inducida por capsaicina aerosol en 35 % y 54 %, respectivamente (53).

El extracto metanólico de hojas de guayabo inhibió el edema plantar inducido por carragenina en ratas y el dolor inducido por ácido acético en ratones; al mismo tiempo mostró efecto antipirético. Con ello, también se demostró actividad depresiva del sistema nervioso central, al potenciar el tiempo de sueño del fenobarbital en ratones (39). De modo similar, se pudo demostrar que el aceite esencial de hojas de guayabo tuvo efecto analgésico frente a un modelo experimental con formalina y ácido acético en ratones (54). Por otro lado, la decocción de hojas de guayabo demostró considerable actividad inhibitoria frente a la liberación de calcio intracelular, inducida por cafeína, en un modelo experimental *in vitro* (55).

Experimentalmente, se demostró que el extracto acuoso de hojas de guayabo moderó el efecto hipercolesterolémico e hiperglicémico asociado en 15 % y 43 %, respectivamente (56).

Entre diecisiete plantas medicinales de Tailandia, el aceite esencial de hojas de guayabo mostró la más alta actividad antiproliferante frente a una línea celular de carcinoma epidérmico humano (57); actividad que pudiera obedecer a la inhibición de la actividad catalítica de las isoformas de la prostaglandina endoperóxido H sintasa (PGHS) (58).

Es posible que los componentes bioactivos, tales como flavonoides y taninos contenidos en el extracto de hojas de guayabo, sean responsables de la inhibición de la adherencia de *Streptococcus mutans*. Los flavonoides son conocidos por tener actividad antiGTasa (glucosiltransferasa); esta enzima es responsable de la conversión de sacarosa a glucano insoluble adhesivo, el cual promueve la adherencia firme del *Streptococcus mutans* a la superficie de los dientes (59).

El fruto del guayabo tiene una lectina galactosa específica que previene la adhesión de *Escherichia coli* O157:H7 a los eritrocitos. La prevención podría también deberse a la capacidad aglutinante de *E. coli* que posee la lectina de guayaba (60).

Con la finalidad de demostrar el sinergismo entre extractos de plantas y drogas antimicrobianas, se llevó a cabo un estudio en la Universidad Nacional Paulista de Mesquita Filho, Brasil, en el cual se pudo demostrar que el extracto metanólico de hojas de guayabo ocupó el tercer lugar, de un total de ocho plantas, por su sinergismo con nueve, de un total de once drogas, contra treinta y dos cepas de *Staphylococcus aureus* (61).

El uso de plantas medicinales en el tratamiento de las diarreas condujo a un grupo de investigadores brasileros a experimentar, *in vitro*, la actividad inhibitoria de doce plantas frente a los rotavirus. La actividad del extracto acuoso de hojas de guayabo frente al rotavirus humano HCR3 y el rotavirus simio SA-11 fue 48 % y 94 %, respectivamente (62).

En México se probó el efecto *in vitro* de la decocción de las hojas de guayabo contra *Giardia duodenalis*, la cual se ubicó en el tercer lugar, de un total de 14 plantas ensayadas, siendo superior, incluso, al control positivo (tinidazol) (63). Por otro lado, en el Congo, la corteza de los tallos del guayabo se ubicó entre los primeros siete lugares, de un total de 35 plantas ensayadas contra *Entamoeba histolytica* (64).

Un estudio con nueve plantas del noreste de la India demostró que el extracto etanólico de hojas de guayabo tuvo la mayor actividad anticestódica contra *Raillietina echinobothrida in vitro*, tan semejante al praziquantel (65). Similar eficacia obtuvo el extracto metanólico de hojas de guayaba cuando fue desafiado con un modelo experimental en ratas infectadas con *Hymenolepis diminuta* (66).

La guayaba y la medicina etnoveterinaria

En los países en vías de desarrollo se acostumbra, aun en nuestros tiempos, el ensayo de terapias tradicionales para mejorar la salud de los animales domésticos. Esta práctica sigue siendo desconocida por la comunidad veterinaria moderna, aunque otros procuran que se integre al sistema convencional, toda vez que la Organización Mundial de la Salud (OMS) ha permitido que la etnomedicina humana se incluya en la prestación sanitaria a personas que, circunstancialmente, no son atendidas por el sistema convencional (67). Además, resultaría beneficioso, en la medida que dicha práctica sea capaz de reducir los índices de pobreza, tal como parece ocurrir en Pakistán y Sudáfrica, donde los ovinos y bovinos, respectivamente, juegan un rol importante en su economía (68, 69). Este panorama también es común en las comunidades nativas y campesinas del territorio peruano, donde el uso de plantas sirve para atender, principalmente, los problemas de índole productivo que causan las parasitosis (70, 71).

Respecto al guayabo, su empleo en medicina veterinaria ha sido documentado; es así que la decocción de sus hojas es administrada vía oral a perros para el tratamiento de diarreas inespecíficas (72). De manera similar, la decocción de hojas y frutos verdes fue mezclada con cereales y suministrada en la dieta de caballos, como un complemento al tratamiento ortodoxo de la diarrea (73). Por otro lado, la tintura de hojas de guayabo contra la diarrea producida por *Candida albicans* y *Escherichia coli* en lechones resultó 83 % y 73 % eficaz, respectivamente, tras 96 horas de cumplido el tratamiento (74).

Otras plantas con propiedades antidiarreicas

El Instituto de Ciencias Médicas de Corea produjo una formulación herbal a la que denominó Soonkijangquebo™ (SKJQB), la cual probó ser segura y poseer efecto espasmolítico y antidiarreico en conejo y ratón, respectivamente (75). Estas mismas propiedades fueron demostradas en un estudio llevado a cabo en Bangladesh, con extracto metanólico de la corteza de *Xylocarpus moluccensis* en ratones (76).

En el plano latinoamericano, la Universidad Autónoma Metropolitana de Xochimilco demostró que el extracto metanólico de *Commelina coelestis* y *Alternanthera repens*, y el extracto acuoso de *Alternanthera repens* presentaron efecto antidiarreico al inhibir el tránsito intestinal en ratas y ratones (77). De modo similar, en la Universidad Federal de Santa María, Brasil, se determinó la eficacia del extracto acuoso bruto de las hojas de *Psidium guajava*, *Stachytarpheta cayenensis*, *Polygonum punctatum*, *Eugenia uniflora* y *Aster squamatus*. Con excepción de *S. cayenensis*, todas las otras incrementaron la absorción de agua intestinal en ratas; por otro lado, todos los extractos, excepto el de *P. punctatum*, redujeron la propulsión gastrointestinal en ratones (44).

Un estudio, tratando de revalorar el uso de plantas medicinales nativas, fue llevado a cabo en la Universidad Nacional Hermilio Valdizán de Huánuco, Perú, donde se demostró que el extracto etanólico de hojas de *Tagetes elliptica* tuvo una eficacia del 80 % en el control de la salmonelosis en cuyes, asociado a la reducción del número de unidades formadoras de colonia (UFC) y la diarrea (78).

Problemas gastrointestinales

Fisiopatología de la diarrea

En el intestino existe un movimiento o flujo bidireccional de agua y de iones a través de la mucosa; por una parte, hay una secreción de agua del plasma hacia la luz intestinal y, por otra, una absorción de la luz intestinal hacia el plasma. Esto hace que se mantenga el equilibrio entre la absorción y la secreción intestinal, que son las dos funciones diferentes que presenta la mucosa intestinal. La absorción es normalmente mayor que la secreción, lo que da por resultado un balance positivo en la absorción de líquidos (79).

Cualquier cambio que ocurra en el flujo bidireccional de agua y electrolitos en el intestino delgado, bien porque se produzca una inhibición de los procesos de absorción o porque se estimule la secreción, o por ambos mecanismos a la vez, hará que el volumen de agua y electrolitos que llega al colon exceda su capacidad de absorción y se produzca la diarrea (80).

La secreción se considera un mecanismo de defensa del organismo, que produce secreción de líquidos siempre que el epitelio intestinal se encuentre dañado, irritado o invadido por agentes químicos o elementos extraños. Existe una gran variedad de sustancias que pueden estimular al intestino a secretar líquidos. Ellas incluyen toxinas bacterianas, neurotransmisores y sustancias paracrinas liberadas de leucocitos, linfocitos, macrófagos, mastocitos, células enteroendocrinas y enterocitos dañados. Comparativamente, algunas de ellas actúan de forma directa sobre el enterocito, pero la mayor parte opera por la vía del sistema nervioso entérico, de las células inflamatorias o inmunorreactivas (81).

Muchos de los mediadores de la inflamación son secretagogos intestinales. El daño de la célula epitelial estimula el metabolismo del ácido araquidónico por la vía de la ciclooxigenasa y libera prostaglandina E2, la cual puede inducir la secreción intestinal. Los secretagogos pueden también ser liberados de células inflamatorias y de inmunocitos. Ellos incluyen histamina, serotonina, radicales libres de O2, factor de agregación plaquetaria (FAP) y cininas (81).

Salmonelosis

Salmonella es un bacilo Gram negativo que se comporta como patógeno intracelular facultativo. Tomando en cuenta sus características bioquímicas generales, se divide en dos especies: *Salmonella bongori* y *Salmonella enterica*. Esta última se subdivide en seis subespecies: entérica, salamae, arizonae, diarizonae, indica y houtenae. La subespecie entérica se subdivide en cuatro serovares: Enteritidis, Paratyphi, Typhimurium y Typhi. Considerando que solo *Salmonella enterica* subsp. *enterica* cuenta con tales serovares, está permitido abreviar el nombre, es decir, colocar el nombre del serovar en lugar del de la subespecie (por ejemplo, *Salmonella enterica* ser. Typhimurium) (82).

Actualmente se sabe que *Salmonella* cuenta con cinco islas de patogenicidad. Varios genes involucrados en la invasión, apoptosis de macrófagos y activación de cascadas de fosforilación dependientes de MAPcinasas (*Mitogen-activated protein*) se encuentran en el centisoma 63, formando la isla de patogenicidad 1 (SPI-1). Los genes localizados en las islas SPI-2 y SPI-3 regulan la supervivencia y replicación bacteriana en los compartimentos intracelulares de fagocitos y células epiteliales. La isla SPI-4 codifica un supuesto sistema de secreción tipo I y se cree que participa en la adaptación en ambientes intracelulares. Finalmente, la isla SPI-5 codifica factores involucrados en la secreción fluida y reacciones inflamatorias en la mucosa intestinal. Debido a una regulación coordinada y precisa de los genes de virulencia, *Salmonella* logra adaptarse a cambios ambientales que se le presentan durante el proceso infeccioso (83).

Respecto al agente patógeno causante de salmonelosis en cuyes, se sabe que la *Salmonella typhimurium* es la más prevalente (95 %), con respecto a otros serotipos (hoy serovares), según un trabajo realizado en Lima, Perú (84). Sin embargo, otros serotipos han sido señalados como responsables de salmonelosis en cuyes; así, en Nigeria se aisló *Salmonella ochiogu* (85) y en Turquía *Salmonella arizonae* (86).

La principal fuente de infección son los alimentos contaminados, pero podría asumirse que otras vías, como la conjuntiva y la intrauterina, estarían coadyuvando al mantenimiento de la infección (87, 88). Al respecto, un estudio llevado a cabo en condiciones naturales demostró que *Salmonella weltevreden* también es capaz de producir invasión a través de la conjuntiva, pero, a diferencia de la *S. typhimurium*, produce queratoconjuntivitis en cuyes (89).

Los signos clínicos en el cuy son a menudo inespecíficos: en la forma hiperaguda hay muerte; en la forma aguda se observa depresión, letargo y disnea; la forma crónica se manifiesta con anorexia, pérdida de peso, pelaje áspero, conjuntivitis, reducción del número de crías, aborto y muerte esporádica; la diarrea es variable (90).

Las lesiones de salmonelosis aguda son similares a las de otros animales e involucran al hígado, bazo, tejido linfoide e intestino; el contenido de fluidos incrementa en el tracto gastrointestinal y los animales preñados pueden tener metritis purulenta. Las lesiones en casos subagudos a crónicos pueden mostrar al hígado y vísceras con focos necróticos amarillos e hiperemia, como también hiperplasia de las placas de Peyer y esplenomegalia. Microscópicamente se observa hepatitis granulomatosa multifocal, esplenitis y linfadenitis con áreas necróticas rodeadas por células mononucleares y neutrófilos (90).

El estudio hematológico y bioquímico en cuyes infectados intraperitonealmente con *Salmonella dublin* 493 reveló un significativo aumento en el conteo total de leucocitos, debido a la linfocitosis y neutrofilia, y una disminución en el conteo total de eritrocitos y concentración de hemoglobina. También hubo una significativa elevación del promedio del volumen corpuscular y una disminución del promedio de la concentración de hemoglobina corpuscular, lo cual indicó una anemia macrocítica hipocrómica. Por otro lado, la infección causó un significativo incremento en la actividad de alanina aminotransferasa, creatinina y concentración de nitrógeno úrico y globulina, y una disminución en albúmina y triyodotironina. No hubo efecto significativo sobre la proteína total sérica, tiroxina y actividad de la aspartato aminotransferasa sérica (91).

La salmonelosis humana asociada a mascotas exóticas constituye un serio problema de salud pública, afectando a más personas y animales que ninguna otra enfermedad. La salmonelosis asociada con la importación de animales exóticos ha sido reconocida como una enfermedad emergente en Canadá. Un elevado número de serotipos no comunes asociados con animales exóticos han sido observados en casos de salmonelosis en humanos (92).

Durante el 2004, el Laboratorio de Salud Pública del Departamento de Salud de Minnesota notificó al Centro para el Control y Prevención de Enfermedades (CDC) acerca del aislamiento de *Salmonella typhimurium* multidrogorresistente, aislada de hámsters (*Cricetus cricetus*) enfermos de un distribuidor de mascotas de Minnesota. Este fue el primer documento de un brote de salmonelosis asociado a roedores empleados como mascotas. Los hallazgos demostraron que el manejo de hámsters, ratones o ratas es un riesgo potencial para la salud, especialmente para los niños. Los profesionales de la salud debieran considerar a estos animales una potencial fuente de salmonelosis (93).

El control de calidad de nueve cepas de *Salmonella typhimurium*, originarias de cuyes de una explotación semitecnificada en Huánuco, Perú, determinó que el 55,5 % (5/9) correspondieron a *Salmonella typhimurium*; 33,3 % a *Salmonella kunduchi* (3/9) y 11,1 % (1/9) a *Citrobacter freundii* (93).

Tratamiento alternativo: mecanismo de acción

En la familia Myrtaceae hay una gran variedad de principios activos contra microorganismos, lo que incluye aceites esenciales, flavonoides (95) y taninos (96).

Los flavonoides son compuestos polifenólicos que están ampliamente distribuidos en el reino vegetal y forman parte de nuestra dieta alimenticia, pudiendo tener un rol fisiológico definitivo en el hombre y otros animales herbívoros. En consecuencia, las investigaciones puestas en marcha demostraron la relación de los flavonoides con las enzimas del metabolismo del ácido araquidónico, lo cual promete contribuir a la regulación o desregulación de procesos fisiológicos relacionados con ciertas enfermedades (97).

Un estudio llevado a cabo en México demostró que las hojas de guayabo son los órganos con mayor volumen y concentración de flavonoides, siendo quercetina el más abundante de todos (1236 mg/K) (24). De tal modo que se perfila como el principal responsable de la actividad antidiarreica, al inhibir la liberación de acetilcolina y de prostaglandina (PGE1), encargadas de provocar las contracciones en el intestino y el incremento de la secreción intestinal, respectivamente (98).

Posteriores investigaciones resolvieron que, tras la administración oral de infusión de hojas de guayabo, en el tratamiento de diarrea aguda, los glicósidos de quercetina serían hidrolizados a quercetina libre, alcanzando concentraciones apropiadas en el lumen intestinal (99), lo cual tendría efecto antagónico frente al calcio (100); de tal manera que las concentraciones agotadas de calcio disminuirían la liberación de acetilcolina, afectando la unión excitación-contracción (101).

La actividad de los flavonoides frente a una gran variedad de microorganismos probablemente se deba a que forman complejos con las proteínas solubles y extracelulares, y por formar complejos con la pared celular bacteriana. Además, muchos flavonoides lipofílicos pueden alterar las membranas microbianas (102).

Capítulo II
Materiales y métodos

Contexto y espacio de investigación

La presente investigación se desarrolló en el Instituto de Investigación en Química Biológica, Microbiología y Biotecnología «Marco Antonio Garrido Malo», específicamente en la Sección de Microbiología y Parasitología «Simón Pérez Alva» de la Facultad de Farmacia y Bioquímica de la Universidad Nacional Mayor de San Marcos. Asimismo, parte del trabajo de campo se realizó en una crianza domiciliaria de cuyes ubicada en la localidad de Ayancocha, provincia de Ambo, escenario que permitió el contacto directo con las condiciones reales de manejo y crianza de estos animales.

Material biológico y condiciones de estudio

Las hojas maduras de guayabo fueron recolectadas entre los meses de setiembre y octubre de 2003, periodo correspondiente a la época de floración. La recolección se realizó durante las horas de la mañana en ejemplares que crecían de forma natural en el distrito de Santa María del Valle, ubicado al norte y noreste de la ciudad de Huánuco, a 12 km de su capital provincial. Esta zona pertenece a la región yunga fluvial y se encuentra a una altitud de 1916 msnm.

La identificación de la especie fue corroborada por la jefa del Herbario San Marcos del Museo de Historia Natural de la Universidad Nacional Mayor de San Marcos (Anexo 1).

Los animales utilizados en el estudio procedían de una granja semitecnificada donde se había presentado un brote de salmonelosis. Los casos se observaron principalmente en animales en etapa de recría, entre los 21 y 30 días de edad, sin distinción de linaje ni sexo. El diagnóstico etiológico fue confirmado por el Laboratorio de Enteropatógenos del Instituto Nacional de Salud (Anexo 2).

Para el desarrollo del estudio se acondicionaron seis pozas, cada una con diez animales, distribuidos en nueve hembras y un macho. Todos recibieron alimento concentrado y agua *ad libitum*.

Cuadro 3. Relación de equipos y materiales empleados en el presente estudio.

Equipos	**Materiales**	**Reactivos e insumos**
Molino de cuchillas Whilley Mill, con tamiz de 1 mm de porosidad Evaporador rotatorio R-114, BUCHI/ Waterbath B-480, BUCHI Stirring hot plate Thermix®, Model 610T, Fisher Scientific Incubadora Memmert Vortex Autoclave Hornilla eléctrica Balanza digital Scout Pro 600 x 0,1 g OHAUS® Termómetro de 250 °C	Matraz redondo 500 mL Matraz Erlenmeyer 500 mL Vaso de precipitado 500 mL Probeta Embudos de vidrio Refrigerante para agua 24/40 con mangueras Frascos color ámbar con tapa rosca Cajas Petri de 9 cm de diámetro Tubos de ensayo Gradillas Soporte Universal Pinza de tres dedos con nuez Malla con asbesto Papel filtro Whatman® N° 2 Filtros Whatman® Puradise™ 25AS, 0,45µm Micropipetas y tips Aguja y asa de Kolle Jeringas de tuberculina Sonda	Etanol 70 % Tripticase soy agar. Difco Laboratories Salmonella Shigella Agar. Difco Laboratories Discos de sensibilidad. EMV. Lote 2002

Las bacterias del estudio

Las cepas bacterianas empleadas en el estudio fueron *Staphylococcus aureus* (ATCC 25923), *Pseudomonas aeruginosa* (ATCC 27853), *Escherichia coli* (ATCC 25922) y *Salmonella typhimurium* (NLEP-PAHO CaB4). Las tres primeras fueron proporcionadas por el Instituto Nacional de Salud (INS), mientras que la última procedía del Servicio Nacional de Sanidad Agraria (SENASA).

Métodos

Estudio fitoquímico

Los procedimientos preliminares se realizaron siguiendo las normas básicas para la recolección y cosecha de plantas medicinales (103) (Figura 1). Para ello se recolectaron hojas maduras, separando aquellas que presentaban signos de enfermedad de las aparentemente sanas.

Posteriormente, las hojas fueron secadas bajo sombra a temperatura ambiente (24 °C). Una vez secas, se procedió a su molienda hasta obtener partículas de aproximadamente 0,5 mm. Finalmente, el material pulverizado fue conservado en frascos limpios y secos, de color ámbar y con tapa hermética.

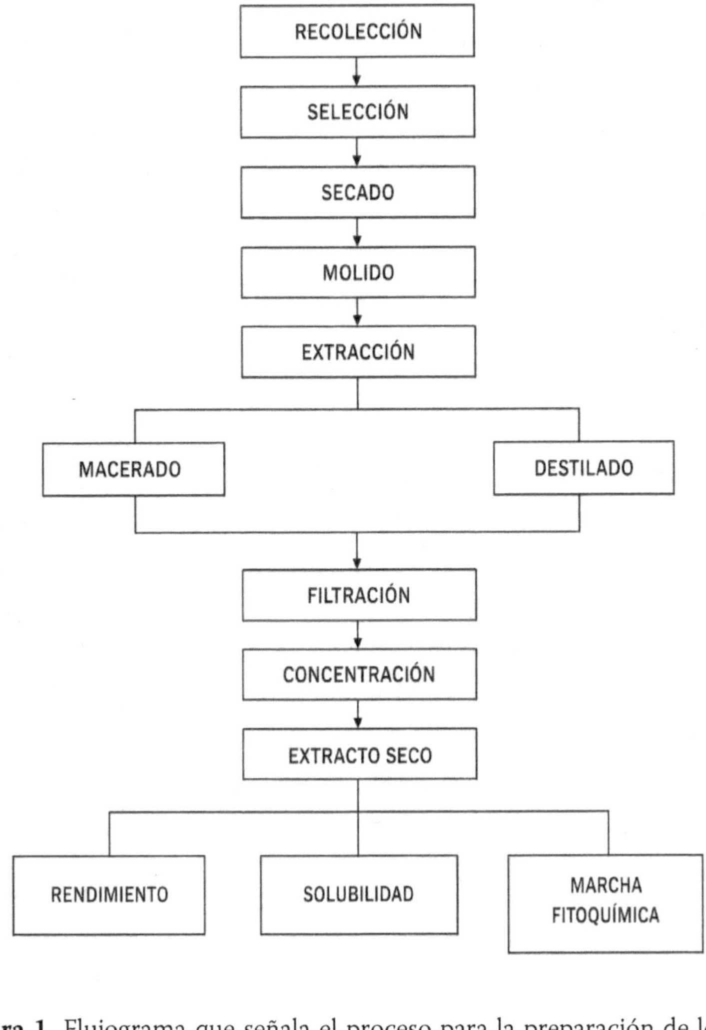

Figura 1. Flujograma que señala el proceso para la preparación de los extractos, a partir de la especie botánica recolectada.

Clasificación

La clasificación de la especie se realizó en el Herbario de la Universidad Nacional Mayor de San Marcos, siguiendo el sistema de Cronquist, esquema de clasificación empleado para las plantas con flor o angiospermas (104).

Extracción

La obtención de los extractos se llevó a cabo mediante dos métodos: extracción continua a reflujo (105) y maceración (106), utilizando etanol como solvente de extracción (107).

En ambos procedimientos se mezclaron 20 g de hojas pulverizadas de guayabo con 180 mL de etanol al 70 %. En el método de extracción continua a reflujo, el proceso se realizó durante una hora a 60 °C, mientras que la maceración requirió un periodo de siete días.

Los extractos obtenidos fueron filtrados con papel Whatman N° 2 y posteriormente concentrados en rotavapor a 30 °C. Los extractos fluidos terminaron de concentrarse sobre un calefactor hasta obtener un extracto seco. Finalmente, el producto fue pesado y conservado en un lugar seco y protegido de la luz.

Fitoquímica

La detección de compuestos orgánicos se realizó mediante diferentes reacciones de coloración (108). Para la identificación de monosacáridos se empleó el reactivo de Molisch. En esta prueba, el ácido sulfúrico reacciona con las pentosas y hexosas formando furfural o 5-(hidroximetil)-furfural. Estos compuestos se condensan con α-naftol y originan cromógenos que, en presencia de ácido sulfúrico, producen compuestos quinoideos de color violeta.

Los fenoles y ácidos hidroxámicos fueron identificados mediante cloruro férrico. Los fenoles reaccionan con el tricloruro de hierro (FeCl3) formando sales férricas fenóxidicas coloreadas en tonalidades azul, verde o violeta, mientras que los ácidos hidroxámicos producen una coloración roja. Para la detección de taninos se utilizó el reactivo de gelatina-sal, reacción en la que ocurre la hidrólisis del tanino y se generan un compuesto fenólico y un azúcar.

La ninhidrina se empleó para identificar aminoácidos, sales de amonio y anilina. Los alfa aminoácidos en solución acuosa, al calentarse en presencia de ninhidrina, producen una coloración azul-violeta. Durante la reacción, la ninhidrina interactúa con el aminoácido formando una base de Schiff, que posteriormente se descompone liberando anhídrido carbónico y originando 2-amino-1,3-diceto hidrindeno y un aldehído. Finalmente, la aminodicetona, en un pH adecuado, se condensa con la ninhidrina y da lugar a un producto coloreado.

Para los flavonoides se aplicó la prueba de Shinoda. Al ser tratados con ácido clorhídrico y magnesio, los flavonoides forman complejos coloreados que varían desde rojo pálido hasta rojo oscuro. Al añadir alcohol isoamílico y agitar la mezcla, el color pasa a la capa isoamílica.

Las naftoquinonas, antraquinonas, antronas y antranoles fueron detectados mediante el reactivo de Bornträger. Sus soluciones bencénicas presentan color amarillo y colorean de rojo las soluciones alcalinas. La presencia de varios hidroxilos o de dobles enlaces conjugados produce un efecto batocrómico.

Para los esteroides y glicósidos triterpénicos se empleó el reactivo de Liebermann-Burchard. En esta reacción ocurre una deshidratación con formación de un doble enlace conjugado a un segundo doble enlace, lo que genera un producto coloreado.

La mezcla de vainillina y ácido sulfúrico se utilizó para la detección de alcoholes superiores, fenoles, esteroides y aceites etéreos. La reacción produce derivados coloreados y permite identificar desde hidrocarburos hasta esteroides sustituidos. El rango de coloraciones es muy amplio y comprende tonalidades de todo el espectro.

Los alcaloides y aminas terciarias fueron identificados mediante el reactivo de Dragendorff, el cual produce un yoduro doble coloreado y, en algunos casos, insoluble, de fórmula general BiI3-B.HI, donde B corresponde a la molécula del alcaloide. También se empleó el reactivo de Mayer, basado en la precipitación con un ion grande y en la formación de un yoduro doble de fórmula general HgI2-B.HI, que origina un precipitado blanco.

Las cumarinas volátiles fueron detectadas utilizando hidróxido de sodio. Estas sustancias, fluorescentes y comúnmente fotosensibles, al ser lactonas pueden disolverse en soluciones alcalinas acuosas o alcohólicas, produciendo una coloración amarilla con fluorescencia azul bajo luz ultravioleta.

Finalmente, para la identificación de saponinas esteroides y saponinas triterpenoides se aplicó la prueba de espuma. Las saponinas tienen la capacidad de disminuir la tensión superficial del agua, por lo que sus soluciones acuosas producen espuma de manera semejante al jabón.

Estudio toxicológico

Método: determinación de la dosis letal media (DL_{50}), según el método clásico de toxicidad aguda (109).

Procedimiento: se toma como punto de partida la dosis límite de 2000 mg/kg de peso corporal del animal; si esta produce mortalidad, se continúa con la dosis de 500 mg/kg o 200 mg/kg, de ser necesario. La dosis es administrada vía oral, por única vez, tras haber sometido a los animales a ayuno toda la noche. Los animales son observados dos veces al día, durante 14 días, tiempo en el cual se registrará todo aquel signo que revele toxicidad (Figura 2).

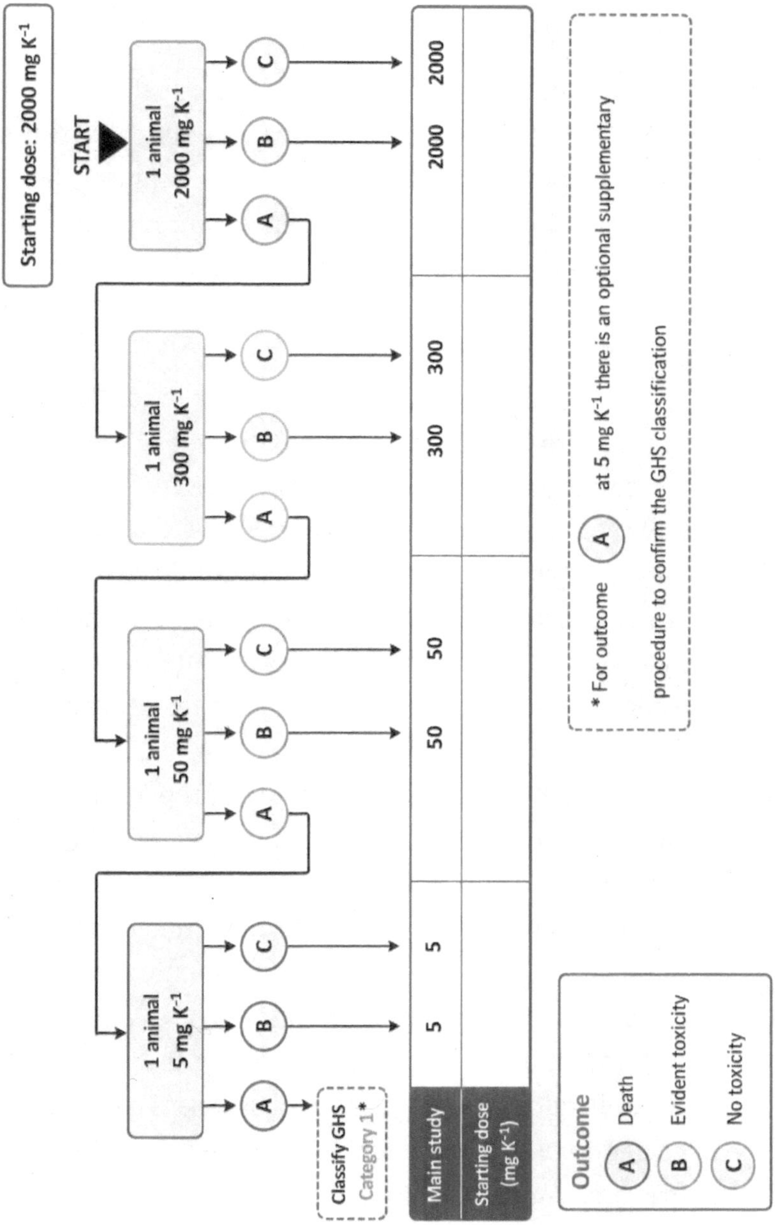

Figura 2. Flujograma que señala los procedimientos para la obtención de la DL_{50} (109).

Estudio microbiológico

El estudio se realizó mediante el método de difusión en agar (110), utilizando la técnica de excavación de pocitos de 6 mm de diámetro. Este procedimiento permitió determinar tanto la actividad antimicrobiana como la concentración mínima inhibitoria (CMI) del extracto de hojas de guayabo (111).

Procedimiento

a. Preparación de los inóculos: cuatro cepas referenciales, correspondientes a *Staphylococcus aureus* (ATCC 25923), *Pseudomonas aeruginosa* (ATCC 27853), *Salmonella typhimurium* (NLEP-PAHO CaB4) y *Escherichia coli* (ATCC 25922), de no más de 16 horas de incubación, fueron suspendidas en suero fisiológico estéril hasta alcanzar una concentración equivalente a 0,5 de la escala de Mac Farland.
b. Reconstitución del extracto seco: se preparó una solución stock a razón de 100 mg mL^{-1} en etanol al 70 %. A partir de esta concentración se prepararon diluciones seriadas dobles, cuya serie definitiva fue determinada por ensayos previos, quedando finalmente constituida de la siguiente manera: 6,5 mg mL^{-1}; 3,12 mg mL^{-1}; 1,56 mg mL^{-1}; 0,78 mg mL^{-1}; 0,39 mg mL^{-1}. Antes de ser utilizados, los extractos debieron ser esterilizados, haciendo uso de filtros de 0,45 µm de porosidad.
c. Preparación del medio de cultivo: luego de la preparación del agar tripticasa de soya (TSA), de acuerdo con las indicaciones del fabricante, se inocularon las suspensiones de microorganismos de prueba cuando

la temperatura del agar alcanzó los 45 °C y luego se distribuyó en las placas Petri.

d. Actividad antimicrobiana: en condiciones de suma esterilidad, se tomó 0,2 mL de cada uno de los inóculos y se colocaron en las cajas Petri por triplicado; seguidamente, se vertieron sobre ellos 25 mL de TSA y, de inmediato, se procedió a girar las placas en sentido horario y antihorario (20 veces), con la finalidad de lograr una buena homogenización. Luego de esperar 30 minutos hasta su completa solidificación, se procedió a realizar tres pocitos, con un sacabocado de acero inoxidable estéril de 6 mm de diámetro interno. En dos de ellos se colocaron 100 µL de una concentración de 100 mg mL^{-1} de extracto seco producto de la maceración y del reflujo de hojas de guayabo, respectivamente; mientras que en el tercero se colocó 100 µL de etanol al 70 % (control negativo). Además, se reservó un espacio para incluir un disco de sensibilidad correspondiente a gentamicina (control positivo) (Figura 3).

e. Concentración mínima inhibitoria (CMI): se procedió de la misma manera que para la prueba de actividad antimicrobiana, con la diferencia de que se realizaron cuatro pocitos, en los cuales se añadieron 100 µL de cada una de las diluciones del extracto. Seguidamente, las cajas Petri se dejaron reposar por una hora, para favorecer la difusión de los extractos y luego se llevaron a incubar por 24 horas a 37 °C (Figura 4).

Criterios de interpretación

f. De acuerdo con el tamaño del diámetro del halo de inhibición del crecimiento del microorganismo.
g. De acuerdo con el cálculo del porcentaje del efecto inhibitorio relativo (EIR), respecto al control positivo.

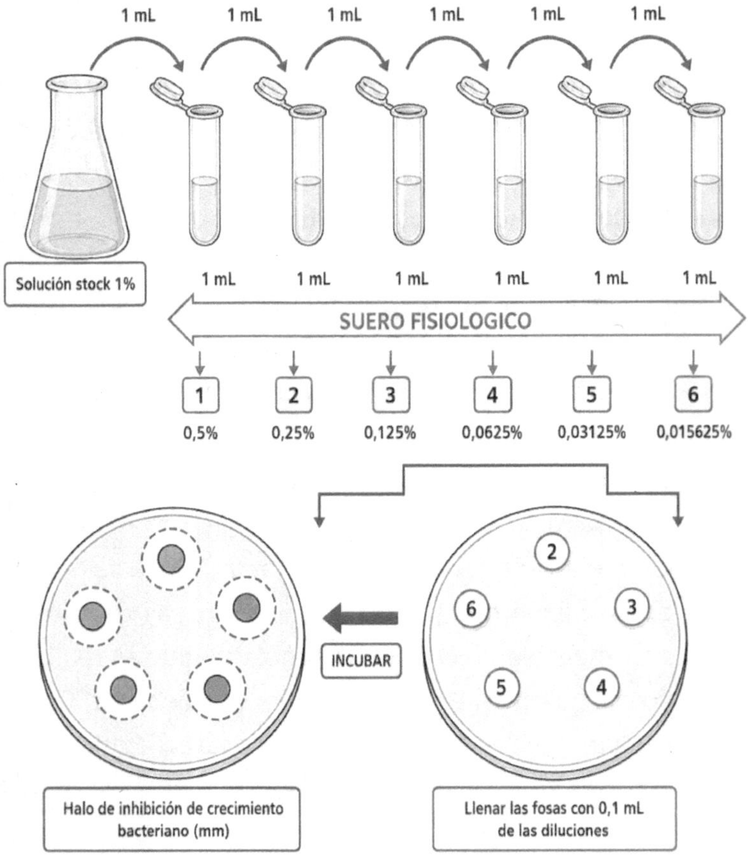

Figura 3. Método de difusión en pozas en agar para demostrar actividad antimicrobiana.

$$EIR = \frac{\text{Promedio diámetro halo de inhibición}}{\text{Promedio diámetro halo inhibición control positivo}} \times 100$$

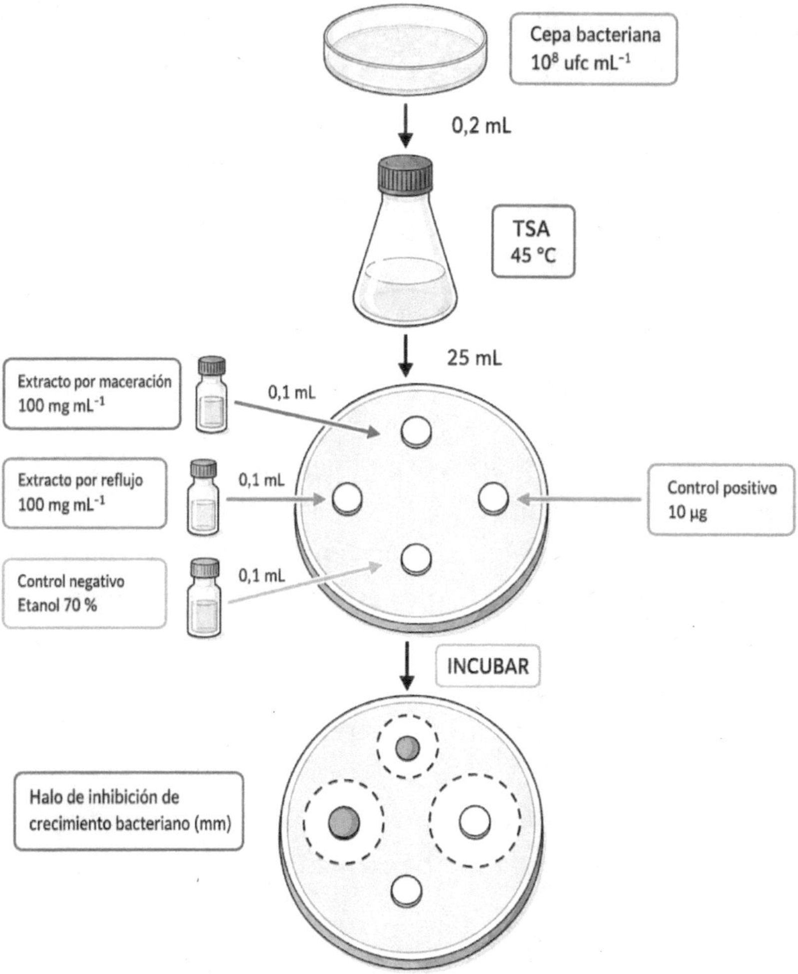

Figura 4. Determinación de la concentración mínima inhibitoria, mediante diluciones seriadas dobles y método de difusión en pozas en agar.

Estudio farmacológico

La enfermedad evolucionó de manera distinta en cada uno de los grupos experimentales, situación que obligó a establecer criterios uniformes para la selección de los cobayos destinados al estudio farmacológico. A partir de los signos clínicos observados, se tomó la diarrea como principal criterio para dar inicio al tratamiento terapéutico.

Para confirmar que las manifestaciones clínicas correspondían a la presencia de *Salmonella typhimurium*, se enviaron cepas de campo al Instituto Nacional de Salud con fines de control de calidad.

Grupos experimentales

Se conformaron seis grupos experimentales con diez unidades experimentales cada uno:

T_1 = Animales infectados con *Salmonella typhimurium* y tratados con 100 mg mL^{-1} de extracto etanólico obtenido por maceración.

T_2 = Animales infectados con *Salmonella typhimurium* y tratados con 200 mg mL^{-1} de extracto etanólico obtenido por maceración.

T_3 = Animales infectados con *Salmonella typhimurium* y tratados con 100 mg mL^{-1} de extracto etanólico obtenido por reflujo.

T_4 = Animales infectados con *Salmonella typhimurium* y tratados con 200 mg mL^{-1} de extracto etanólico obtenido por reflujo.

C+ = Animales infectados con *Salmonella typhimurium* y tratados con gentamicina a razón de 40 mg K^{-1}.

C- = Animales infectados con *Salmonella typhimurium*.

Control terapéutico y evolución clínica

La administración de las diferentes soluciones, tanto problema como control, se realizó mediante una sonda orogástrica confeccionada con una sonda de 10 cm × 4 mm adosada a la boquilla de una jeringa de tuberculina. La concentración de la dosis se determinó a partir de los ensayos *in vitro*, estableciéndose una dosis de 1 mL por día durante cinco días.

La valoración de los resultados se centró principalmente en la curación clínica de los animales afectados por salmonelosis. Los signos más evidentes de la enfermedad fueron fiebre de 42 °C, ascitis, diarrea y emaciación, por lo que la reversión de estas manifestaciones permitió considerar al animal como «curado».

Asimismo, se verificó la existencia de curación bacteriológica. Para ello, mediante la técnica de siembra en placas en profundidad, se determinaron las unidades formadoras de colonias (UFC) en muestras fecales obtenidas tanto al inicio como al final del tratamiento.

Diseño experimental

El trabajo se sujetó al siguiente diseño experimental:

O1	X	O2

Donde:

O1 = Animales con salmonelosis.

O2 = Animales curados (clínica y bacteriológicamente).

X = Extracto de hojas de guayabo.

Análisis estadístico

La evaluación de los resultados se realizó mediante parámetros, promedios y desviación estándar, de acuerdo con los criterios de la estadística inferencial, lo que permitió aceptar o rechazar la hipótesis que atribuye propiedades antimicrobianas a las hojas de guayabo para el control de la salmonelosis en cobayos.

Asimismo, se empleó la prueba de significancia de chi cuadrado, considerando un nivel de error $\alpha = 0,05$.

Capítulo III
Resultados

Hallazgos del estudio experimental

La extracción realizada a partir de una solución compuesta por 20 g de hojas pulverizadas de guayabo en 180 mL de etanol al 70 % permitió obtener 5,7 g de extracto seco mediante maceración y 4,9 g mediante reflujo, lo que correspondió a rendimientos de 28,4 % y 24,4 %, respectivamente.

El perfil fitoquímico de los extractos de hojas de guayabo, mostrado en el Cuadro 4, evidenció cierta homogeneidad cualitativa en los compuestos químicos presentes. Sin embargo, el extracto etanólico obtenido por reflujo mostró una mayor presencia de compuestos, entre ellos triterpenoides, flavonoides y compuestos fenólicos, en comparación con el extracto obtenido por maceración.

En cuanto al análisis toxicológico, la evaluación de la toxicidad oral aguda del extracto etanólico de hojas de guayabo obtenido por reflujo demostró que la DL50 fue superior a 2000 mg K^{-1} de peso (Anexo 3).

Los resultados de la actividad antimicrobiana de los extractos se presentan en el Cuadro 5. La evaluación realizada mediante el método de difusión en agar, utilizando la técnica de excavación de pocitos, evidenció una mayor actividad antimicrobiana en el extracto etanólico obtenido por reflujo (Foto 1 y Foto 2).

Asimismo, el efecto inhibitorio relativo (EIR) mostró que tanto el extracto obtenido por reflujo como el obtenido por maceración superaron el 50 % de eficacia del control positivo, representado por la gentamicina. Entre los cuatro microorganismos evaluados, *Pseudomonas aeruginosa* fue el que presentó la mayor inhibición del crecimiento, con un EIR de 101,43.

Cuadro 4. Marcha fitoquímica preliminar de los extractos de hojas de guayabo (*Psidium guajava* L.)*

Composición	Valoración cualitativa	
	Macerado	Reflujo
Azúcares (en general)	+	+
Azúcares reductores	+	+
Compuestos fenólicos	-	+
Taninos	+++	+++
Taninos condensados	+	+
Taninos hidrolizables	-	-
Proteínas, aminoácidos o grupos aminas	-	-
Flavonoides	-	+
Heterósidos antraquinonicos	-	+
Triterpenoides	-	+
Esteroides	-	-
Saponinas	+++	+++
Glicósidos	+++	+++
Alcaloides:		
Reactivo de Dragendorff	++	++
Reactivo de Mayer	++	++

(*) Laboratorio de Farmacognosia de la Facultad de Farmacia y Bioquímica, UNMSM, 2005.

Cuadro 5. Actividad antimicrobiana de los extractos de hojas de guayabo (*Psidium guajava* L.) contra algunas cepas referenciales*.

Microorganismos	**Extracto[1]**				**Control Positivo [2]**		**Control Negativo [3]**	
	Macerado		**Reflujo**					
	D (mm)	I (%)	D (mm)	I (%)	D (mm)	I (%)	D (mm)	I (%)
Staphylococcus aureus (ATCC 25923)	18	78,3	19	82,6	23	100	0	0
Salmonella typhimurium (NLEP-PAHO CaB4)	16,7	72,6	19	82,6	23	100	0	0
Pseudomonas aeruginosa (ATCC 27853)	19,3	80,4	21,3	88.8	21	100	0	0
Escherichia coli (ATCC 25922)	17,7	73,8	19,6	81,7	24	100	0	0

* = Todos los valores expresan el promedio de tres réplicas; 1 = 100 mg mL-1; 2 = Gentamicina (10 µg mL-1); 3 = Etanol 70 %; D = Diámetro del halo de inhibición; I = Efecto inhibitorio relativo.

Foto 1. Actividad antimicrobiana de diferentes tipos de extracto de hojas de guayabo contra *Salmonella typhimurium.*

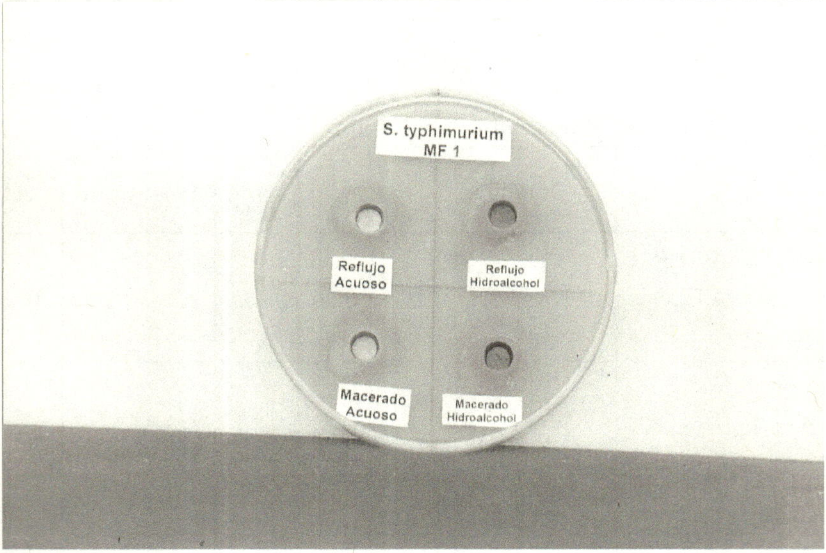

Foto 2. Actividad antimicrobiana de diferentes tipos de extracto de hojas de guayabo contra *Staphylococcus aureus.*

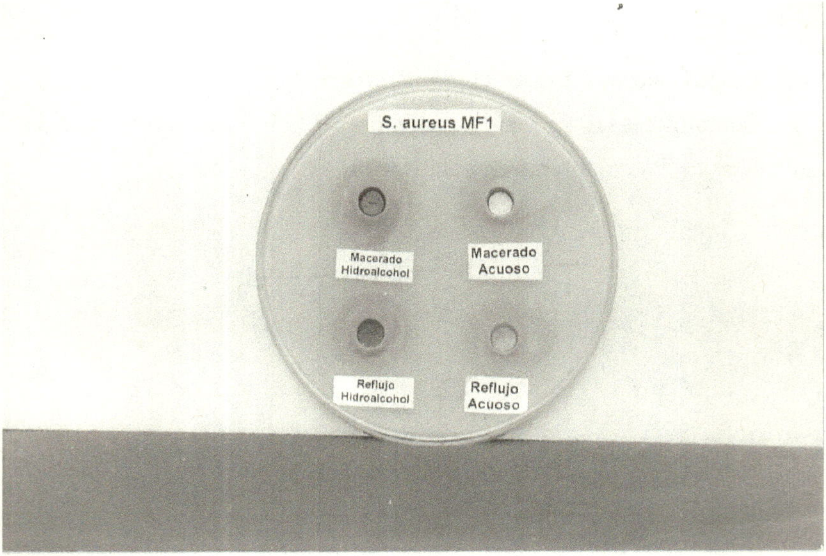

Concentración mínima inhibitoria (CMI)

El extracto etanólico de hojas de guayabo obtenido por reflujo obtuvo los mejores valores de CMI con respecto a *Salmonella typhimurium*, *Pseudomonas aeruginosa* y *Escherichia coli*; mas no así para *Staphylococcus aureus*, cuya CMI fue igual que para el extracto por maceración.

En relación con el extracto por reflujo, *Pseudomonas aeruginosa* y *Staphylococcus aureus* requirieron menor CMI (780 µg mL-1), que *Escherichia coli* y *Salmonella typhimurium* (1560 µg mL-1).

Cuadro 6. Concentración mínima inhibitoria (CMI) de los extractos de hojas de guayabo (*Psidium guajava* L.) contra algunas cepas referenciales.

Microorganismo	CMI[1]		
	Macerado ($\mu g\ mL^{-1}$)	**Reflujo ($\mu g\ mL^{-1}$)**	**Control[2] ($\mu g\ mL^{-1}$)**
Staphylococcus aureus (ATCC 25923)	780	780	5,0
Salmonella typhimurium (NLEP-PAHO CaB4)	2600	1560	5,0
Pseudomonas aeruginosa (ATCC 27853)	1040	780	2,5
Escherichia coli (ATCC 25922)	2600	1560	2,5

1 = Promedio de tres réplicas; 2 = Gentamicina.

Estudio farmacológico

El Cuadro 7 muestra la respuesta farmacológica de los animales con salmonelosis, al ser tratados con diferentes concentraciones y extractos de hojas de guayabo. En el mismo se puede apreciar que el extracto etanólico por maceración es igual de efectivo que el extracto etanólico por reflujo. Sin embargo, la potencia difiere a favor de los 100 mg mL-1 del extracto etanólico por reflujo, el cual recupera al total de los animales en estudio al cuarto día de tratamiento, con respecto a la misma concentración de extracto etanólico por maceración, el cual recupera al total de animales en estudio al quinto día de tratamiento. Además, en lo que respecta a la curación clínica de los animales con salmonelosis, los 200 mg mL-1 del extracto etanólico por reflujo tuvieron similar resultado que la gentamicina, al resolver los casos al tercer día del tratamiento.

Cuadro 7. Proceso de recuperación de los cuyes con salmonelosis durante el estudio farmacológico con diferentes concentraciones y extractos de hojas de guayabo (*Psidium guajava* L.).

Grupos	Días de tratamiento										Total	
	1		2		3		4		5			
	N°	%	N°	%	N°	%	N°	%	N°	%	N°	%
T_1	-	-	-	-	3	30	3	30	3	30	9	90
T_2	-	-	-	-	4	40	4	40	2	20	10	100
T_3	-	-	4	40	4	40	2	20	-	-	10	100
T_4	2	20	4	40	4	40	-	-	-	-	10	100
CP	6	60	3	30	1	10	-	-	-	-	10	100
CN	-	-	-	-	-	-	-	-	-	-	0	0

T_1 = Animales con salmonelosis tratados con 1 mL de extracto de hojas de guayabo obtenido por maceración a razón de 100 mg mL^{-1}.

T_2 = Animales con salmonelosis tratados con 1 mL de extracto de hojas de guayabo obtenido por maceración a razón de 200 mg mL^{-1}.

T_3 = Animales con salmonelosis tratados con 1 mL de extracto de hojas de guayabo obtenido por reflujo a razón de 100 mg mL^{-1}.

T_4 = Animales con salmonelosis tratados con 1 mL de extracto de hojas de guayabo obtenido por reflujo a razón de 200 mg mL^{-1}.

CP = Animales con salmonelosis tratados con gentamicina (40 mg K^{-1}).

CN = Animales con salmonelosis sin tratamiento.

El Cuadro 8 muestra la respuesta microbiológica de los animales con salmonelosis al tratamiento con diferentes concentraciones y extractos de hojas de guayabo. En este se puede apreciar que, tras cinco días de tratamiento, el recuento bacteriano se redujo, en promedio, de 276 UFC mL-1 a 97 UFC mL-1, lo cual representa una reducción del 64,8 %.

Cuadro 8. Recuento bacteriano en cuyes con salmonelosis, durante el estudio farmacológico con diferentes concentraciones y extractos de hojas de guayabo (*Psidium guajava* L.).

Grupos	Recuento bacteriano (UFC mL^{-1})*	
	Precontrol [1]	Poscontrol[2]
T_1	285	97
T_2	293	95
T_3	277	97
T_4	247	99
C+	280	97

(*) = Promedio de cinco animales (dilución de 10-6); 1 = Recuento al primer día de tratamiento; 2 = Recuento al quinto día de tratamiento.

Evaluación estadística de la actividad biológica

El análisis de varianza aplicado a la actividad antimicrobiana evidenció diferencias estadísticas entre los resultados obtenidos con los extractos etanólicos por maceración y por reflujo ($P \leq 0{,}05$). En contraste, no se observaron diferencias estadísticas entre los resultados expresados por los distintos microorganismos desafiados ($P \geq 0{,}05$).

La prueba de comparación de promedios de Duncan ($P \leq 0{,}05$) mostró que el tamaño del halo de inhibición difirió entre los extractos y el control positivo. El orden ascendente obtenido fue el siguiente: extracto por maceración, extracto por reflujo y, finalmente, el control positivo.

En el caso de la concentración mínima inhibitoria (CMI), no fue necesario aplicar pruebas estadísticas, ya que esta determina la cantidad específica con la que una sustancia produce un efecto determinado. En este estudio, la CMI complementó los resultados obtenidos en el análisis de actividad antimicrobiana, donde las pruebas estadísticas ya habían demostrado diferencias entre el extracto obtenido por maceración y el obtenido por reflujo.

Por otro lado, la prueba de chi cuadrado aplicada a la respuesta farmacológica de los animales con salmonelosis tratados con diferentes concentraciones y extractos de hojas de guayabo mostró que, $X^2 = 1{,}530$ fue mayor que $p = 0{,}05$. Este resultado permitió aceptar la hipótesis de investigación y establecer que el extracto etanólico de hojas de guayabo obtenido por reflujo presentó una respuesta competitiva frente a la droga comercial utilizada en el tratamiento de la salmonelosis en cuyes, constituyéndose así en una alternativa natural para la terapéutica veterinaria.

Asimismo, la desviación estándar correspondiente a la respuesta microbiológica de los animales tratados con diferentes concentraciones y extractos de hojas de guayabo mostró que $s^2 = 9{,}85$ fue menor que $s^1 = 16{,}63$. Este resultado, sumado a la recuperación clínica observada, evidenció también la existencia de curación bacteriológica.

Capítulo IV
Discusión

Caracterización fisicoquímica del extracto

La extracción de hojas de guayabo mediante los métodos de reflujo y maceración permitió obtener rendimientos de extracto seco de 24,4 % y 28,4 %, respectivamente. Estos resultados guardan correspondencia con otros estudios que señalan que los métodos de extracción discontinuos suelen producir mejores rendimientos que los métodos continuos. Así, se ha reportado que el extracto acuoso obtenido por Soxhlet alcanzó un rendimiento de 9,9 %, mientras que el extracto metanólico obtenido por maceración llegó a 11,6 % (41).

También se observan diferencias importantes asociadas al tipo de solvente utilizado. En la maceración de corteza de guayabo, por ejemplo, los rendimientos obtenidos con éter-petróleo, agua y metanol fueron de 3,12 %, 13,59 % y 72,25 %, respectivamente (112). Estos resultados refuerzan el carácter hidrosoluble de los componentes presentes en las hojas de guayabo y sugieren que los mejores rendimientos dependen de la afinidad entre dichos compuestos y el solvente empleado para extraerlos.

El análisis fitoquímico mostró diferencias entre el extracto de hojas de guayabo obtenido por reflujo y el obtenido por maceración. La principal variación radicó en la presencia de triterpenoides, flavonoides y compuestos fenólicos en el extracto por reflujo, compuestos que no fueron evidenciados en el extracto obtenido por maceración.

La presencia de flavonoides puede variar según la época del año, la incidencia de la luz y las características edáficas (113). Esta observación resulta pertinente considerando que la recolección de las hojas de guayabo se realizó entre los meses de setiembre y octubre, periodo correspondiente a la época de sequía en la provincia de Huánuco y asociado a una disminución del contenido foliar de flavonoides. Otra posible explicación se relaciona con la biosíntesis de los flavonoles, precursores de los taninos (114). En ese sentido, la menor cantidad de flavonoides observada en los extractos podría responder a la elevada cantidad de taninos presentes en ellos.

En cuanto al estudio toxicológico, la prueba de toxicidad oral aguda realizada en ratas demostró resultados coincidentes con los obtenidos en La Habana, Cuba (26), donde se reportó que el extracto de hojas de guayabo es seguro a una concentración de 2000 mg K^{-1}. Potencial antimicrobiano del guayabo

Potencial antimicrobiano del guayabo

La actividad antimicrobiana de las plantas medicinales depende de los compuestos que contienen y, en consecuencia, del solvente empleado para extraerlos (115, 107). En este estudio, la elección del etanol como solvente para la obtención de extractos de hojas de guayabo se sustentó en antecedentes bibliográficos que le atribuyen una mayor actividad antimicrobiana frente a otros solventes más o menos polares.

El extracto etanólico de hojas de guayabo produjo un halo de inhibición de 19 mm contra *Staphylococcus aureus*. Otros autores, utilizando extracto hidroalcohólico, reportaron halos de 7 mm (116), mientras que la fracción obtenida con éter-petróleo mostró actividad nula (117). Estas diferencias permiten inferir que los componentes responsables de la actividad antimicrobiana son principalmente hidrosolubles y son extraídos con mayor eficacia mediante solventes polares.

La comparación entre los métodos de extracción también evidenció diferencias en la actividad antimicrobiana *in vitro*. El extracto obtenido por reflujo mostró un halo de inhibición de 19 mm frente a *Salmonella enterica* ser. *Typhimurium*, mientras que otros estudios reportaron halos de 10 mm para macerado metanólico (41), 17,3 mm para macerado hidroalcohólico (118) y 3 mm para extractos obtenidos por cocción (119). Estas variaciones sugieren que el método utilizado para demostrar la actividad antimicrobiana *in vitro* influye directamente en el diámetro del halo de inhibición (120). En ese sentido, el método de difusión en agar mediante la técnica de excavación y pocillos favorece una mejor difusión de los compuestos contenidos en el extracto, en comparación con el método de difusión por disco empleado en otros estudios.

Aunque se considera que los hongos y las bacterias Gram negativas suelen ser menos sensibles a la acción de las plantas medicinales que las bacterias Gram positivas (121), los resultados obtenidos en este estudio no mostraron diferencias marcadas entre ambos grupos bacterianos cuando fueron evaluados bajo similares condiciones de concentración del extracto (100 mg mL^{-1}). Los halos de inhibición obtenidos fueron de 19 mm para *Staphylococcus aureus*, 19 mm para *Salmonella typhimurium*, 21,3 mm para *Pseudomonas aeruginosa* y 19,6 mm para *Escherichia coli*. Otros autores reportaron halos de 12 mm, 15 mm y 16 mm para *Staphylococcus aureus*, *Pseudomonas aeruginosa* y *Escherichia coli*, respectivamente (122), así como halos de 17,3 mm, 12,6 mm y 15 mm para *Salmonella* sp., *Pseudomonas aeruginosa* y *Escherichia coli* (118).

La actividad antimicrobiana del extracto de hojas de guayabo obtenido por reflujo resultó particularmente significativa. El efecto inhibitorio relativo (EIR) superó el 80 % para

Staphylococcus aureus, Salmonella typhimurium y *Escherichia coli,* mientras que para *Pseudomonas aeruginosa* superó el 100 %. Otros estudios señalaron que el EIR del percolado superó el 40 % para *Staphylococcus aureus, Pseudomonas aeruginosa* y *Escherichia coli* (122), mientras que un extracto obtenido por maceración alcanzó un EIR de 120 % para *Staphylococcus aureus* y 0 % para *Escherichia coli* (124).

En relación con la concentración mínima inhibitoria (CMI), el extracto por reflujo de hojas de guayabo mostró valores de 0,78 mg mL^{-1} frente a *Staphylococcus aureus* y *Pseudomonas aeruginosa,* y de 1,56 mg mL^{-1} frente a *Salmonella typhimurium* y *Escherichia coli.* En otro estudio, el reflujo de hojas de guayabo presentó una CMI de 0,13 mg mL^{-1} contra *Staphylococcus aureus,* y de 1 mg mL^{-1} contra *Pseudomonas aeruginosa* y *Escherichia coli* (123).

Una vez más, el método de extracción aparece como un factor determinante en el comportamiento de la CMI. Así, el macerado con metanol al 80 % durante 24 horas y el macerado con metanol al 75 % durante 48 horas mostraron una CMI de 4 mg mL^{-1} (124) y 1 mg mL^{-1} (125), respectivamente, frente a *Staphylococcus aureus.* Del mismo modo, el macerado hidroalcohólico con etanol al 70 % durante quince días presentó una CMI de 2,4 mg mL^{-1} contra *Salmonella* sp. y *Escherichia coli,* y de 1,8 mg mL^{-1} contra *Pseudomonas aeruginosa* (118). Por otro lado, el macerado hidroalcohólico con etanol al 90 % durante 48 horas mostró una CMI de 0,25 mg mL^{-1}, 0,50 mg mL^{-1} y 1 mg mL^{-1} frente a *Staphylococcus aureus, Escherichia coli* y *Pseudomonas aeruginosa,* respectivamente (126).

Estos resultados evidencian que la asociación entre el método de extracción y el método empleado para determinar la CMI es determinante en la obtención de mejores valores inhibitorios. En este sentido, la combinación reflujo-dilución mostró un desempeño superior frente a otros métodos evaluados.

Los resultados demostraron que la administración de 1 mL de extracto de hojas de guayabo obtenido por reflujo, a una concentración de 200 mg mL^{-1} y suministrado per os cada 24 horas durante cinco días, fue el tratamiento que ofreció los mejores resultados, logrando la recuperación del 100 % de los animales al tercer día y mostrando una respuesta comparable a la obtenida con gentamicina.

Otros estudios realizados en ratones con diarrea inducida mediante aceite de ricino mostraron respuestas favorables con dosis de 750 mg K^{-1} (34) y 200 mg K^{-1} (40), utilizando extractos obtenidos por percolación con etanol y maceración con metanol, respectivamente. Resultados similares se observaron en ratas con diarrea inducida mediante un enema comercial (Microlax™) y aceite de ricino, donde el tratamiento con extracto acuoso a dosis de 0,86 mL 100 g^{-1} (39) y extracto metanólico a dosis de 400 mg K^{-1} (41) produjo respuestas favorables.

Aunque las comparaciones pueden resultar limitadas debido a que el presente estudio estuvo orientado al control de un proceso infeccioso y no únicamente a un signo clínico aislado, no se descarta la posibilidad de que las dosis empleadas para controlar la diarrea en ratas y ratones también resulten eficaces frente a agentes enteropatógenos.

Capítulo V
Conclusiones y recomendaciones

La concentración mínima inhibitoria (CMI) frente a *Salmonella typhimurium* fue de 1,56 mg mL^{-1} para el extracto obtenido mediante reflujo, mientras que el extracto obtenido por maceración presentó una CMI de 2,60 mg mL^{-1}.

Entre los grupos evaluados, el que recibió 1 mL de extracto seco de hojas de guayabo obtenido por reflujo, a una concentración de 200 mg mL^{-1} durante cinco días, mostró los mejores resultados. Los animales presentaron curación clínica absoluta al tercer día de tratamiento y una evidente recuperación bacteriológica, reflejada en la reducción de más del 60 % del recuento bacteriano al quinto día.

Se recomienda identificar los flavonoides predominantes en la especie *Psidium guajava* L. procedente de la provincia de Huánuco, así como estudiar la cinética de estos compuestos en animales domésticos. Del mismo modo, resulta importante fomentar el cultivo sostenible de Psidium guajava L. y promover la industrialización del extracto de hojas de guayabo con fines profilácticos en la explotación de animales domésticos.

Asimismo, se considera necesario investigar la residualidad del extracto de hojas de guayabo en los subproductos de origen animal.

Referencias bibliográficas

1. De Candolle A. Origin of cultivated plants. New York: Hafner Publishing Company; 1967. p. 241-244. Citado por: Mata I, Rodríguez A. Cultivo y producción de guayabo. 2.ª ed. México DF: TRILLAS; 2000.
2. Brack E. Tratado de libre comercio y biodiversidad del Perú [sitio en internet]. Disponible en: www.servindi.org/antiguo/sp/Campana_TLC/Brack_1.html Consulta: agosto de 2004.
3. Taylor L. Guava. [sitio en internet]. Disponible en: www.rain-tree.com/guava.htm Consulta: febrero de 2004.
4. Ruehle G. El cultivo de la guayaba en Florida. Agric Trop. 1964; 20: 555-564. Citado por: Mata I, Rodríguez A. Cultivo y producción de guayabo. 2.ª ed. México DF: TRILLAS; 2000.
5. Integrated Taxonomic Information System. Psidium guajava L. [sitio en internet]. Disponible en: www.itis.gov/servlet/SingleRpt/SingleRpt?search_topic=TSN&search_valve=27240 Consulta: setiembre de 2004.
6. Germplasm Resources Information Network. Psidium guajava L. [sitio en internet]. Disponible en: www.ars-grin.gov/cgi-bin/npgs/html/tax_search.pl?Psidium%20guajava Consulta: setiembre de 2004.
7. Ochse J. Cultivo y mejoramiento de plantas tropicales y subtropicales. Vol. I. México: LIMUSA; 1976.

Citado por: Mata I, Rodríguez A. Cultivo y producción de guayabo. 2.ª ed. México DF: TRILLAS; 2000.
8. Palacios V. Plantas medicinales nativas del Perú. Vol. I. Lima: CONCYTEC; 1993.
9. El-Baradi T. Guava: Review article. En: Abstr Trop Agric. 1975; 1: 9-16. Citado por: Mata I, Rodríguez A. Cultivo y producción de guayabo. 2.ª ed. México DF: TRILLAS; 2000.
10. Le-Bourdelles J, Estanove P. La goyave aux Antilles. En: Fruits. 1967; 22 (9): 397-412. Citado por: Mata I, Rodríguez A. Cultivo y producción de guayabo. 2.ª ed. México DF: TRILLAS; 2000.
11. Yusof S, Mohamed S. Physico-chemical changes in guava (*Psidium guajava* L.) during development and maturation. J Sci Fd Agric. 1987; 38 (1): 31-39.
12. Heredia J, Siller J, Báez M, Araiza E, Portillo T, García R, Muy M. Cambios en la calidad y el contenido de carbohidratos en frutas tropicales y subtropicales a nivel de supermercado. En: Proa Interamer Soc Trop Hort. 1997; 41: 104-109. Citado por: Cañizares A, Laverde D, Puesme R. Crecimiento y desarrollo del fruto de guayaba (*Psidium guajava* L.) en Santa Bárbara, estado Monagas, Venezuela. En: Revista UDO Agrícola. 2003; 3 (1): 34-38.
13. Chen H, Sheu M, Lin L, Wu C. Volatile constituents of six cultivars of mature guava (*Psidium guajava* L.) fruits from Taiwan. En: International Symposium on Plants as Food and Medicine: The Utilization and Development of Horticultural Plants for Human Health; Seoul, Korea, 2006. Seoul: Gardner G y Craker L, editores; 2008. p. 273-278.

14. Fluck H. The influence of climate on the active principles in medicinal plants. En: J Pharm Pharmacol. 1955; 7 (6): 361-383. Citado por: Acosta L. Principios agroclimáticos básicos para la producción de plantas medicinales [sitio en internet]. Disponible en: http://scielo.sld.cu/scielo.php?script=sci_arttext&pid=S1028-47962003000100008&lng=es Consulta: setiembre de 2004.
15. Surai P. Protección antioxidante en el intestino: Un buen comienzo es la mitad de la batalla [sitio en internet]. Disponible en: www.engormix.com/nuevo/prueba/colaboraciones.asp?valor1=155 Consulta: febrero de 2007.
16. Luximon A, Bahorum T, Crozier A. Antioxidant actions and phenolic and vitamin C contents of common Mauritian exotic fruits. J Sci Fd Agric. 2003; 83 (5): 496-502.
17. Natale W, Coutinho E, Pereira F, Boaretto A. Nutrients foliar content for high productivity cultivars of guava in Brazil. En: International Symposium on Foliar Nutrition of Perennial Fruit Plants; Merano, Italy, 10-15 September 2001. Merano: Tagliavini M, Toselli M, Bertschinger L, Brown P, Neilsen D y Thalheimer M, editores; 2002. p. 383-386.
18. Torres A, Ricciardi G, Agrelo A, Ricciardi A. Estudio comparativo de aceites esenciales de especies de *Psidium* (Myrtaceae) del Noreste [sitio en internet]. Disponible en: www.unne.edu.ar/Web/cyt/cyt/exactas/e-031.pdf Consulta: febrero de 2003.
19. Torres A, Ricciardi G, Agrelo A, Ricciardi A. Estabilidad fotoquímica de *Psidium guajava* (Myrtaceae) en la provincia de Corrientes [sitio en inter-

net]. Disponible en: www.unne.edu.ar/Web/cyt/cyt/2001/8-Exactas/E-010.pdf Consulta: febrero de 2003.

20. Ogunwande I, Olaworw N, Adeleke K, Ekundayo O, Koening W. Chemical composition of the leaf volatile oil of *Psidium guajava* L. growing in Nigeria. Flavour Fragr J. 2003; 18: 136-138.
21. da Silva J, Luz A, da Silva M, Andrade E, Zoghbi M, Maia J. Essential oils of the leaves and stems of four *Psidium* spp. Flavour Fragr J. 2003; 18: 240-243.
22. Begum S, Hassan S, Siddiqui B, Shaheen F, Ghayur M, Gilani A. Triterpenoids from the leaves of *Psidium guajava*. Phytochemistry. 2002; 61: 399-403.
23. Arima H, Danno G. Isolation of antimicrobial compounds from guava (*Psidium guajava* L.) and their structural elucidation. Biosci Biotechnol Biochem. 2002; 66 (8): 1727-1730.
24. Vargas D, Soto M, Gonzales V, Engleman E, Martínez A. Cinética de acumulación y distribución de flavonoides en guayaba (*Psidium guajava* L.). AGROCIENCIA. 2006; 40: 109-115.
25. Betancourt B, Ramos R, Vizoso P, Martínez G, López B. Ausencia de actividad genotóxica del extracto fluido de *Psidium guajava* L. (guava) evaluada en un sistema de ensayo en *Aspergillus nidulans*. Rev Cubana Plant Med. 2000; 5 (2): 38-40.
26. Martínez M, López M, Betancourt B, Barceló P, Montes M, Regó R. Estudio toxicológico preclínico de *Psidium guajava* L. (guayaba). Rev Cubana Plant Med. 2001; 6 (2): 56-61.

27. Grover I, Bala S. Studies on antimutagenic effects of guava (*Psidium guajava*) in *Salmonella typhimurium*. Mut Res. 1993; 300 (1): 1-3.
28. Matsuo T, Hanamure N, Shimoi K, Nakamura Y, Tomita I. Identification of (+)-gallocatechin as a bio-antimutagenic compound in *Psidium guajava* leaves. Phytochemistry. 1994; 36 (4): 1027-1029.
29. De Oliveira R, Leiva M, Sergio M, Pimenta V. Assessment of two medicinal plants, *Psidium guajava* L. and *Achillea millefolium* L., *in vitro* and *in vivo* assays. Genetics and Molecular Biology. 2013; 4: 551-555.
30. Pardo B. Estudio comparativo de ocho especies americanas de uso medicinal en Mozambique [sitio en internet]. Disponible en: www.chlorischile.cl/mozambique/INTRODUCCION.htm Consulta: junio de 2003.
31. Arnason T, Uck F, Lambert J, Hebda R. Maya medicinal plants of San José Succotz, Belize. J Ethnopharmacol. 1980; 2: 345-364.
32. Lozoya X, Reyes H, Chávez M, Martínez M, Soto Y, Doubova S. Intestinal anti-spasmodic effect of a phytodrug of *Psidium guajava* folia in the treatment of acute diarrheic disease. J Ethnopharmacol. 2002; 83: 19-24.
33. Le Grand A. Les phytotherapies anti-infectieuses de la foret-savane, Senegal (Afrique Occidentale) III: Un resume des substances phytichimiques et l'activité anti-microbienne de 43 espèces. J Ethnopharmacol. 1989; 25: 315-338.
34. Maïkere-Faniyo R, Van Puyvelde L, Mutwewingabo A, Habiyaremye F. Study of Rwandese medicinal

plants used in the treatment of diarrhea I. J Ethnopharmacol. 1989; 26 (2): 101-109.

35. Cáceres A, Saravia A. Bioensayos con plantas medicinales en Guatemala, 1994. En: Memorias del IV Congreso Italo-Latinoamericano de Etnomedicina «Felice Fontana». Vol. II; Quito, Ecuador, 6-9 de noviembre de 1995. Quito: Plutarco Naranjo y Antonio Crespo, editores; 1995. p. 35-48.
36. Frei B, Baltesberger M, Sticher O, Heinrich M. Medical ethnobotany of the Zapotecs of the Isthmus-Sierra (Oaxaca, México): Documentation and assessment of indigenous uses. J Ethnopharmacol. 1998; 62: 149-165.
37. Hernández T, Canales M, Ávila J, Durán A, Caballero J, Romo A, Lira R. Ethnobotany and antibacterial activity of some plants used in traditional medicine of Zapotitlán de las Salinas, Puebla (México). J Ethnopharmacol. 2003; 88: 181-188.
38. Dobbins J, Binder H. Pathophysiology of diarrhoea: Alterations in fluid and electrolyte transport. En: Clinical Gastroenterology. 1981; 10: 605. Citado por: Lutterodt G. Inhibition of *Microlax*™-induced experimental diarrhea with narcotic-like extracts of *Psidium guajava* leaf in rats. En: J Ethnopharmacol. 1992; 37: 151-157.
39. Lutterodt G. Inhibition of *Microlax*™-induced experimental diarrhea with narcotic-like extracts of *Psidium guajava* leaf in rats. J Ethnopharmacol. 1992; 37: 151-157.
40. Olajide O, Awe S, Makinde J. Pharmacological studies on the leaf of *Psidium guajava*. Fitoterapia. 1999; 70: 25-31.

41. Lin J, Puckree T, Mvelase T. Anti-diarrheal evaluation of some medicinal plants used by Zulu traditional healers. J Ethnopharmacol. 2002; 79: 53-56.
42. Morón F, Martínez M, Morón D. Disminución del tránsito intestinal en ratones por tintura de guayaba (*Psidium guajava* L.) oral. Rev Cubana Plant Med. 1999; 3 (2): 54-56.
43. Gutiérrez Y, Miranda M, Bilbao O, de la Paz J, Rodríguez L. Suspensión oral antidiarreica de *Psidium guajava* L. Rev Cubana Farm. 2000; 34 (1): 44-49.
44. Almeida C, Karnikowski M, Foleto R, Baldisserotto B. Analysis of antidiarrhoeic effect of plants used in popular medicine. Rev Saúde Pública. 1995; 29 (6): 428-433.
45. Ndukui J, Murithi B, Muwonge H, Sembajwe L, Kateregga J. Antidiarrheal activity fruit extract of *Psidium guajava* in castor oil induced diarrhea in albino rats. National Journal of Physiology, Pharmacy and Pharmacology. 2013; 3 (2): 191-197.
46. Prakash T, Bhoumik D, Shivakumar H, Venkatesh J, Dutta A. Antidiarrheal activity of *Psidium guajava* bark extracts. Journal of Natural Remedies. 2007; 7 (2): 278-282.
47. Yeum K, Aldini G, Chung H, Krinsky N, Russell R. The activities of antioxidant nutrients in human plasma depend on the localization of attacking radical species. En: Journal of Nutrition. 2003; 133: 2688-2691. Citado por: Qian H, Nihorimbere V. Antioxidant power of phytochemical from *Psidium guajava* leaf. En: J Zhejiang Univ. 2004; 5 (6): 676-683.
48. Jiménez A, Rincón M, Pulido R, Saura F. Guava fruit (*Psidium guajava* L.) as a new source of antioxidant

dietary fiber. J Agric Food Chem. 2001; 49: 5489-5493.

49. Rahmat A, Abu B, Hambali Z. The effects of guava (*Psidium guajava* L.) consumption on total antioxidant and lipid profile in normal male youth [sitio en internet]. Disponible en: www.ajfand.net/Issue-XI-files/PDFs/RAHMAT_1335.pdf Consulta: octubre de 2006.
50. Qian H, Nihorimbere V. Antioxidant power of phytochemical from *Psidium guajava* leaf. J Zhejiang Univ. 2004; 5 (6): 676-683.
51. Chen H, Yen G. Antioxidant activity and free radical-scavenging capacity of extracts from guava (*Psidium guajava* L.) leaves. Food Chemistry. 2007; 101: 686-694.
52. Conde E, Nascimento V, Santiago A. Inotropic effects of extracts of *Psidium guajava* L. (guava) leaves on the guinea pig atrium. Braz J Med Biol Res. 2003; 36 (5): 661-668.
53. Jaiarj P, Khoahaswan P, Wongkrajang Y, Peungvicha P, Suriyawong P, Sumal M, Ruangsomboon O. Anticough and antimicrobial activities of *Psidium guajava* Linn. leaf extract. J Ethnopharmacol. 1999; 67: 202-212.
54. Santos F, Rao V, Silveira E. Investigations on the antinociceptive effect of *Psidium guajava* leaf essential oil and its major constituents. Phytotherapy Research. 1998; 12 (1): 24-27.
55. Belemtougri R, Constantin B, Cognard C, Raymond G, Sawadogo L. Effects of two medicinal plants *Psidium guajava* L. (Myrtaceae) and *Diospyros mespiliformis* L. (Ebenaceae) leaf extracts on rats skeletal

muscle cells in primary culture. J Zhejiang Univ SCIENCE B. 2006; 7 (1): 56-63.

56. Akinloye O, Akinmoladum A, Farombi E. Modulatory effect of *Psidium guajava* Linn. and *Ocimum gratissimum* Linn. on lipid profile and selected biochemical indices in rabbits fed high cholesterol diet. Journal of Complementary and Integrative Medicine. 2010; 7 (1).
57. Manosroi J, Dhumthanom P, Manosroi A. Anti-proliferative activity of essential oil extracted from Thai medicinal plants on KB and P388 cell lines. Cancer Letters. 2006; 235: 114-120.
58. Kawakami Y, Nakamura T, Hosokawa T, Suzuki-Yamamoto T, Yamamshita H, Kimoto M, Tsuji H, Yoshida H, Hada T, Takahashi Y. Antiproliferative activity of guava leaf extract via inhibition of prostaglandin endoperoxide H synthase isoforms. Prostaglandins Leukot Essent Fatty Acids. 2009; 80 (5-6): 239-245.
59. Prabu G, Gnanamani A, Sadulla S. Guaijaverin-a plant flavonoid as potential antiplaque agent against *Streptococcus mutans*. J Appl Microbiol. 2006; 101: 487-495.
60. Coutiño R, Hernández P, Giles H. Lectins in fruits having gastrointestinal activity: Their participation in the hemagglutinating property of *Escherichia coli* 0157:H7. Archives of Medical Research. 2001; 32: 251-257.
61. Cristina J, Passarelli R, Nunes L, Di Stasi C, Fernandez A. Synergism between plant extract and antimicrobial drugs use on *Staphylococcus aureus* diseases. 2006; 101 (4): 387-390.

62. Goncalves J, Lopes R, Oliveira D, Costa S, Miranda M, Romanos M, Santos N, Wigg M. *In vitro* anti-rotavirus activity of some medicinal plants used in Brazil against diarrhea. J Ethnopharmacol. 2005; 99: 403-407.
63. Ponce M, Navarro I, Martínez M, Álvarez R. Efecto antigiardiásico *in vitro* de 14 extractos de plantas. Rev Invest Clin. 1994; 46 (5): 343-347.
64. Tona L, Kambu K, Ngimbi N, Cimanga K, Vlietinck A. Antiamoebic and phytochemical screening of some Congolese medicinal plants. J Ethnopharmacol. 1998; 61: 57-65.
65. Temjenmongla T, Yadar A. Anticestodal efficacy of folklore medicinal plants of Naga tribes in North-East India. Afr J Trad CAM. 2005; 2 (2): 127-133.
66. Temjenmongla T, Yadar A. Anticestodal efficacy of *Psidium guajava* against experimental *Hymenolepis diminuta* infection in rats. Indian J Pharmacol. 2006; 38 (1): 29-32.
67. Mathias E, Mc Corkle C. Traditional livestock healers. Rev Sci Tech Off Int Epiz. 2004; 23 (1): 277-284.
68. Dold A, Cocks M. Traditional veterinary medicine in the Alice district of the Eastern Cape Province, South Africa. South African Journal of Science. 2001; 97: 375-379.
69. Iqbal Z, Jabbar A, Akhtar M, Muhammad G, Lateef M. Possible role of ethnoveterinary medicine in poverty reduction in Pakistan: Use of botanical anthelmintics as an example. Journal of Agriculture & Social Sciences. 2005; 2: 187-195.
70. Bazalar H. Medicina etnoveterinaria. En: I Curso de Herbolaria. Lima, Perú; 1994.

71. Camiloaga S, Pineda C, Flores U. Plantas usadas en la medicina veterinaria folklórica de la provincia de Huánuco. En: Memorias del XIX Congreso de Ciencias Veterinarias; Puno, 24-26 de setiembre de 2008. Puno: Altiplano EIRL; 2008. p. 94-96.
72. Lans C, Harper T, Georges K, Bridgewater E. Medicinal plants used for dogs in Trinidad and Tobago. Preventive Veterinary Medicine. 2000; 45: 201-220.
73. Lans C, Turner N, Brauer G, Lourenco G, Georges K. Ethnoveterinary medicines used for horses in Trinidad and in British Columbia, Canada. Journal of Ethnobiology and Ethnomedicine. 2006; 2: 31.
74. Vinent N, Ortiz R. Estudio sobre el efecto de la tintura de guayaba y manzanilla al 20 % en diarreas porcinas [sitio en internet]. Disponible en: www.veterinaria.org/revistas/redvet/n080803.html Consulta: diciembre de 2003.
75. Ryu S, Park C, Baek H, Baek S, Hwang S, Chung W. Anti-diarrheal and spasmolytic activities and acute toxicity study of Soonkijanquebo™, a herbal anti-diarrheal formula. J Ethnopharmacol. 2004; 91: 75-80.
76. Uddin S, Shilpi J, Alam S, Alamgir M, Rahman M, Sarker S. Antidiarrheal activity of the methanol extract of the barks of *Xylocarpus moluccensis* in castor oil-and magnesium sulphate-induced diarrhea models in mice. J Ethnopharmacol. 2005; 101: 139-143.
77. Zavala M, Pérez C, Vargas R, Pérez R. Antidiarrheal activity of *Walteria americana, Commelina coelestis* and *Alternanthera repens.* J Ethnopharmacol. 1998; 61: 41-47.

78. Pineda C, Camiloaga S, Zuñiga M. Actividad antimicrobiana del extracto de hojas de *Tagetes elliptica* L. (chincho) contra *Salmonella typhimurium* en cobayos (*Cavia porcellus*). Investigación Valdizana. 2007; 1 (1): 10-13.
79. Desjeaux J. Effects of sugar and amino acids on sodium movement across small intestine. En: Am J Dis Child. 1997; 131: 331-340. Citado por: Riverón R. Fisiopatología de la diarrea aguda. En: Rev Cubana Pediatr. 1999; 71 (2): 86-115.
80. Riverón R. Avances recientes en la fisiopatología del agua y los electrolitos en el enterocito. En: Rev Cubana Pediatr. 1986; 58 (6): 773-792. Citado por: Riverón R. Fisiopatología de la diarrea aguda. En: Rev Cubana Pediatr. 1999; 71 (2): 86-115.
81. Field M, Rao M, Chang E. Intestinal electrolyte transport and diarrheal disease. En: N Engl J Med. 1989; 321: 800-806. Citado por: Riverón R. Fisiopatología de la diarrea aguda. En: Rev Cubana Pediatr. 1999; 71 (2): 86-115.
82. Tindall B, Grimont P, Garrity G, Euzéby J. Nomenclature and taxonomy of the genus *Salmonella*. International Journal of Systematic Microbiology. 2005; 55: 521-524.
83. Figueroa I, Verdugo A. Mecanismos moleculares de patogenicidad de *Salmonella* sp. Rev Latinoam Microbiol. 2005; 47 (1-2): 25-42.
84. Chauca L. Producción de cuyes (*Cavia porcellus*). Estudio FAO Producción y Sanidad Animal. Lima: FAO; 1997. (Serie de informes técnicos: 138).

85. Onyekaba C. Clinical salmonellosis in a guinea pig colony caused by a new *Salmonella* serotype, *Salmonella ochiogu*. Lab Anim. 1983; 17 (3): 213-216.
86. Gurel A, Ayyildiz G, Turan N, Pala T, Yilmaz H. Kobay Yetistirme unitesinde saptanan *Salmonella arizonae* infeksiyonu. Tr J of Veterinary and Animal Sciences. 1998; 22: 329-332.
87. Iijima O, Saito M, Nakayama K, Kobayashi S, Matsumo K, Nakagawa M. Epizootiological studies of *Salmonella typhimurium* infection in guinea pig. Jikken Dobutsu. 1987; 36 (1): 34-39.
88. Okewole P, Uche E, Oyetunde I, Odeyemi P, Dawul P. Uterine involvement in guinea pig salmonellosis. Lab Anim. 1989; 23 (3): 275-277.
89. Albert M, Ansaruzzaman M, Faruque S, Haider K, Mayenue M, Kibriya A, Tzipori S. Outbreak of keratoconjunctivitis due to *Salmonella weltevreden* in a guinea pig colony. J Clin Microbiol. 1991; 29: 2002-2006.
90. Hanes M. Diseases of guinea pig [sitio en internet]. Disponible en: www.afip.org/vetpath/POLA2005.pdf Consulta: diciembre de 2005.
91. Gupta R, Vernma P, Chaturvedi G. Experimental salmonellosis in guinea pigs: Haematological and biochemical studies. Veterinary Research Communications. 1999; 23 (7): 415-424.
92. Woodward D, Khakhria R, Johnson W. Human salmonellosis associated with exotic pets. J Clin Microbiol. 1997; 35: 2786-2790.
93. Smith K, Boxrud D, Leano F. Outbreak of multidrug-resistant *Salmonella typhimurium* associated with rodents purchased at retail pet stores-United

States, December 2003-October 2004. MMWR. 2005; 54 (17): 429-433.

94. Instituto Nacional de Salud. Laboratorio de Enteropatógenos: Control de calidad y tipificación. Informe de resultados. Lima, 10 de junio de 2005.
95. Hernández N, Tereschuk M, Abdala L. Antimicrobial activity of flavonoids in medicinal plants from Tafí del Valle (Tucumán, Argentina). En: J Ethnopharmacol. 2000; 73: 317-322. Citado por: Barbieri F, Pessini G, Sanches N, García D, Nakamura C, Dias B. Screening of some plants used in the Brazilian folk medicine for the treatment of infectious disease. En: Mem Inst Oswaldo Cruz. 2002; 97 (7): 1027-1031.
96. Djipa C, Delmee M, Quentin-Leclerq J. Antimicrobial activity of bark extracts of *Syzygium jambos* L. (Myrtaceae). J Ethnopharmacol. 2000; 71 (1-2): 307-313.
97. Alcaraz M, Ferrándiz M. Modification of arachidonic metabolism by flavonoids. J Ethnopharmacol. 1987; 21: 209-229.
98. Lutterodt G. Inhibition of gastrointestinal release of acetylcholine by quercetin as a possible mode of action of *Psidium guajava* leaf extracts in the treatment of acute diarrheal disease. J Ethnopharmacol. 1989; 25: 235-247.
99. Lozoya X, Meckes M, Abou M, Tortoriello J, Nozzolello C, Arnason J. Quercetin glycosides in *Psidium guajava* L. leaves and determination of a spasmolytic principle. Archives of Medical Research. 1994; 25 (1): 11-15.
100. Morales M, Tortoriello J, Meckes M, Paz D, Lozoya X. Calcium-antagonist effect of quercetin and its re-

lation with the spasmolytic properties of *Psidium guajava* L. Archives of Medical Research. 1994; 25 (1): 17-21.

101. Re L, Barocci S, Capitani C, Vivani C, Ricci M, Rinaldi L, Paoluci G, Scarpantonio A, Leon O, Morales M. Effects of some natural extracts on the acetylcholine release at the mouse neuromuscular junction. Pharmacological Research. 1999; 39 (3): 239-245.
102. Tsuchiya H, Sato M, Miyazaqui T, Fujiwara S, Tamigaki S, Ohyama M, Tanaka T, Iinuma M. Comparative study on the antibacterial activity of phytochemical flavonones against methicillin-resistant *Staphylococcus aureus*. En: J Ethnopharmacol. 1996; 50: 27-34. Citado por: Murphy M. Plant products as antimicrobial agents. En: Clin Microbiol Rev. 1999; 12: 564-582.
103. Arellano P. El libro verde. Guía de recursos terapéuticos vegetales. Vol. 1. Lima: INMETRA-MINSA; 1992.
104. Cronquist A. The evolution and classification of flowering plants. 2.ª ed. New York Botanical Garden, Bronx; 1988.
105. Cáceres A, Fletes L, Aguilar L, Ramírez O, Figueroa L, Taracena A, Samayoa B. Plants used in Guatemala for the treatment of gastrointestinal disorders. 3. Confirmation of activity against enterobacteria of 16 plants. J Ethnopharmacol. 1993; 38: 31-38.
106. Cáceres A, Cano O, Samayoa B, Aguilar L. Plants used in Guatemala for the treatment of gastrointestinal disorders. 1. Screening of 84 plants against enterobacteria. J Ethnopharmacol. 1990; 30: 55-73.

107. Murphy M. Plant products as antimicrobial agents. Clin Microbiol Rev. 1999; 12 (4): 564-582.
108. Lock O. Análisis fitoquímico y el certificado de marcha fitoquímica. En: Instituto Nacional de Salud. Lima: INS; 1999. (Serie de documentos N.° 9). p. 43-52.
109. Organization for Economic Co-operation and Development. Guideline for the testing of chemicals. Acute oral toxicity-Acute toxic class method. London: OECD; 1996. (Guideline 423).
110. Perez C, Pauli M, Bazevque P. An antibiotic assay by the agar well diffusion method. En: Acta Biol Med Exp. 1990; 15: 113-115. Citado por: Martínez M, Molina N, Boucourt E. Evaluación de la actividad antimicrobiana del *Psidium guajava* L. (guayaba). En: Rev Cubana Plant Med. 1997; 2 (1): 12-14.
111. Rojas J, Ochoa V, Ocampo S, Muñoz J. Screening for antimicrobial activity of ten medicinal plants used in Colombian folkloric medicine: A possible alternative in the treatment of non-nosocomial infections [sitio en internet]. Disponible en: http://www.ncbi.nlm.nih.gov/pmc/articles/PMC1395329/pdf/1472-6882-6-2.pdf Consulta: octubre de 2007.
112. Abdelrahim S, Almagboul A, Omer M, Elegami A. Antimicrobial activity of *Psidium guajava* L. Fitoterapia. 2002; 73: 713-715.
113. Chávez N, Escudero J, Gutiérrez C. Role ecological variables in the seasonal variation of flavonoid content of *Cistus ladanifer* exudate. En: J Chem Ecol. 1997; 23: 2577. Citado por: Vargas D, Soto M, Gonzales V, Engleman E, Martínez A. Cinética de acumulación y distribución de flavonoides en guayaba

(*Psidium guajava* L.). En: AGROCIENCIA. 2006; 40: 109-115.

114. Winkel B. Flavonoid biosynthesis. A colorful model for genetics, biochemistry, cell biology, and biotechnology. En: Plant Physiol. 2001; 126: 485-493. Citado por: Vargas D, Soto M, Gonzales V, Engleman E, Martínez A. Cinética de acumulación y distribución de flavonoides en guayaba (*Psidium guajava* L.). En: AGROCIENCIA. 2006; 40: 109-115.
115. Eloff J. Which extractant should be used for the screening and isolation of antimicrobial components from plants? J Ethnopharmacol. 1998; 60: 1-8.
116. Nascimento G, Locatelli J, Freitas P, Silva G. Antibacterial activity of plant extracts and phytochemicals on antibiotic resistant bacteria. Braz J Microbiol. 2000; 31 (4): 247-256.
117. Chariandy C, Seaforth C, Phelps R, Pollard G, Khambay B. Screening of medicinal plants from Trinidad and Tobago for antimicrobial and insecticidal properties. J Ethnopharmacol. 1999; 64: 265-270.
118. Carvalho A, Sampaio M, Sampaio F, de Melo A, de Sena K, Chiapetta A, Higino J. Actividad antimicrobiana *in vitro* de extractos hidroalcohólicos de *Psidium guajava* L. sobre bacterias Gram negativas. Acta Farm Bonaerense. 2002; 21 (4): 255-258.
119. Gnan S, Demello M. Inhibition of *Staphylococcus aureus* by aqueous Goiaba extracts. J Ethnopharmacol. 1999; 68: 103-108.
120. Cos P, Vlietinck A, Berghe D, Maes L. Anti-infective potential of natural products: How to develop a stronger *in vitro* «proof-of-concept». J Ethnopharmacol. 2006; 106: 290-302.

121. Domingo D, López-Brea M. Plantas con acción antimicrobiana. Rev Esp Quimioterap. 2003; 16 (4): 385-393.
122. Martínez M, Molina N, Boucourt E. Evaluación de la actividad antimicrobiana del *Psidium guajava* L. (guayaba). Rev Cubana Plant Med. 1997; 2 (1): 12-14.
123. Sanches N, Garcia D, Schiavini M, Nakamura C, Dias B. An evaluation of antibacterial activities of *Psidium guajava* L. Brazilian Archives of Biology and Technology. 2005; 48 (3): 429-436.
124. Rabe T, van Staden J. Antibacterial activity of South African plants used for medicinal purposes. J Ethnopharmacol. 1997; 56: 81-87.
125. Lutterodt G, Ismail A, Basheer R, Baharudin M. Antimicrobial effects of *Psidium guajava* extract as one mechanism of its antidiarrhoeal action. Malaysian Journal of Medical Sciences. 1999; 6 (2): 17-20.
126. Holetz F, Pessini G, Sanches N, García D, Nakamura C, Dias B. Screening of some plants used in the Brazilian folk medicine for the treatment of infectious diseases. Mem Inst Oswaldo Cruz. 2002; 97 (7): 1027-1031.
127. Morton J. Guava. En: Morton J. Fruits of warm climates. Miami, FL: Creative Resources System, INC; 1987. p. 356-363.
128. Ashaye O, Babalola S, Babalola A, Aina J, Fasoyiro S. Chemical and organoleptic characterization of pawpaw and guava leathers. World Journal of Agricultural Sciences. 2005; 1 (1): 50-51.

CADUCEUS

www.ingramcontent.com/pod-product-compliance
Lightning Source LLC
LaVergne TN
LVHW100200061126
851857LV00010B/332
* 9 7 8 6 1 2 5 1 7 0 4 5 3 *